# 'Mijn moeder lag om 11 uur nóg in bed'

Omgaan met kritiek van familie: negen effectieve strategieën

Huub Buijssen

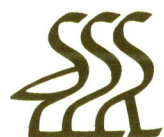

Bohn Stafleu van Loghum
Houten 2009

© 2009 Bohn Stafleu van Loghum, onderdeel van Springer Uitgeverij

Alle rechten voorbehouden. Niets uit deze uitgave mag worden verveelvoudigd, opgeslagen in een geautomatiseerd gegevensbestand, of openbaar gemaakt, in enige vorm of op enige wijze, hetzij elektronisch, mechanisch, door fotokopieën of opnamen, hetzij op enige andere manier, zonder voorafgaande schriftelijke toestemming van de uitgever.

Voor zover het maken van kopieën uit deze uitgave is toegestaan op grond van artikel 16b Auteurswet 1912 j° het Besluit van 20 juni 1974, Stb. 351, zoals gewijzigd bij Besluit van 23 augustus 1985, Stb. 471 en artikel 17 Auteurswet 1912, dient men de daarvoor wettelijk verschuldigde vergoedingen te voldoen aan de Stichting Reprorecht (Postbus 3051, 2130 KB Hoofddorp). Voor het overnemen van (een) gedeelte(n) uit deze uitgave in bloemlezingen, readers en andere compilatiewerken (artikel 16 Auteurswet 1912) dient men zich tot de uitgever te wenden.

Samensteller(s) en uitgever zijn zich volledig bewust van hun taak een betrouwbare uitgave te verzorgen. Niettemin kunnen zij geen aansprakelijkheid aanvaarden voor drukfouten en andere onjuistheden die eventueel in deze uitgave voorkomen.

ISBN 978 90 313 61786
NUR 897

Ontwerp omslag: Studio Bassa, Culemborg
Ontwerp binnenwerk: Studio Bassa, Culemborg
Automatische opmaak: Crest Premedia Solutions (P) Ltd., India
Illustraties: Roger Klaassen

Bohn Stafleu van Loghum
Het Spoor 2
Postbus 246
3990 GA Houten

www.bsl.nl

# Inhoud

|  | Inleiding | 5 |
|---|---|---|
| 1 | **Bronnen van kritiek** | 7 |
| 1.1 | Inleiding | 7 |
| 1.2 | Waarom familieleden zich steeds vaker kritisch uitlaten | 8 |
| 1.3 | Hoe conflicten ontstaan | 9 |
| 1.4 | Waarom kleine kwesties kunnen leiden tot grote conflicten | 17 |
| 1.5 | Oorzaken van botsende verwachtingen | 21 |
| 1.6 | Tot slot | 28 |
| 2 | **Drie manieren van reageren** | 30 |
| 2.1 | Inleiding | 30 |
| 2.2 | Drie manieren van reageren | 31 |
| 2.3 | De negen strategieën van omgaan met kritiek – enkele tips vooraf | 34 |
| 3 | **Strategie 1 – Het familielid ontwapenen** | 36 |
| 3.1 | Inleiding | 36 |
| 3.2 | De ander gelijk geven | 37 |
| 3.3 | Twee andere ontwapeningstechnieken | 45 |
| 4 | **Strategie 2 – Probeer door de bril van het familielid te kijken** | 48 |
| 4.1 | Inleiding | 48 |
| 4.2 | Drie technieken om door de bril van een ander te kijken | 51 |

| | | |
|---|---|---|
| 5 | Strategie 3 – Aandacht tonen voor gevoelens van het familielid | 62 |
| 6 | Strategie 4 – Vragen naar verwachtingen | 73 |
| 7 | Strategie 5 – Eigen kijk op de zaak geven | 84 |
| 8 | Strategie 6 – Eigen gevoel verwoorden | 90 |
| 9 | Strategie 7 – Eigen verwachtingen of oplossing verwoorden | 97 |
| 10 | Strategie 8 – Er samen uit proberen te komen | 103 |
| 11 | Strategie 9 – Afspraken nakomen | 111 |
| 12 | **Toepassen van de strategieën** | 114 |
| 12.1 | Inleiding | 114 |
| 12.2 | Rustig blijven | 117 |
| 12.3 | En nu de praktijk | 122 |
| 13 | **Hoe kritiek te voorkomen** | 127 |
| 13.1 | Inleiding | 127 |
| 13.2 | Verwachtingspatronen van hulpverleners | 127 |
| 13.3 | Visies en verwachtingen van familieleden | 135 |
| 13.4 | Waarom wederzijdse verwachtingen op elkaar afstemmen | 137 |
| 13.5 | Werken aan dezelfde visie | 139 |
| 13.6 | Tot slot | 144 |
| | **Geraadpleegde en geciteerde literatuur** | 150 |
| | **Verantwoording** | 152 |
| | **Over de auteur** | 153 |
| | **Korte verklarende woordenlijst voor Vlaamse lezers** | 154 |

# Inleiding

Eind 2008 publiceerde *de Volkskrant* voor het tweede opeenvolgende jaar een jaarlijst met de beste verpleeg- en verzorgingstehuizen. Ze maakte de lijst aan de hand van zeventien kwaliteitsindicatoren, zoals het al dan niet voorkomen van fouten met medicijnen, probleemgedrag, doorligwonden en gebruik van sufmakende medicatie. Behalve deze lijst maakte *de Volkskrant* ook een ranglijst op basis van klanttevredenheid.
Vergelijking van de twee lijsten liet iets opmerkelijks zien: er bestaat geen relatie tussen kwaliteit en klanttevredenheid (Trommelen & De Visser, 2008). Zo stond het verpleeghuis met de meeste sterren voor klanttevredenheid bij de kwaliteitsmeting in de middenmoot. Nog extremer was het verschil bij een ander verpleeghuis: terwijl het hekkensluiter was in de kwaliteitslijst, haalde het wel een eervolle vierde plaats bij klanttevredenheid.
Hoe is het mogelijk dat bewoners en familie tevreden zijn, terwijl de kwaliteit van de geboden zorg daar geen aanleiding toe geeft? Deze vraag intrigeerde *de Volkskrant* ook. De krant ging daarom op onderzoek uit en ontdekte dat de vaandeldrager van de kwaliteitslijst zich op een belangrijk punt onderscheidde: deze instelling nam de behandeling van klachten heel serieus. De klachten werden opgelost voordat ze uit de hand liepen. In vier jaar tijd bleek het slechts één keer te zijn voorgekomen dat een klacht doorgegaan was naar de klachtencommissie.
Deze bevinding is in lijn met een Engels onderzoek uit de jaren tachtig, waaruit bleek dat patiënten hun artsen en verpleegkundigen primair beoordelen op de wijze waarop zij met hen communiceren. Patiënttevredenheid bleek hier veel meer van af te hangen dan van de medische kennis en vaardigheid van de arts of van de verpleegtechnische kwaliteiten van de verpleegkundige.
De moraal hiervan is duidelijk: wil je goed scoren op tevredenheid dan kom je het verst als je goed communiceert met patiënten en hun familie en goed met hun klachten en kritiek omgaat. Hierin

investeren loont. Het omgekeerde (niet goed communiceren en niet goed met kritiek en klachten omgaan) is voor jou of je instelling waarschijnlijk de meest schadelijke vorm van antireclame die er is. Ik zal dat uitleggen.

Onderzoek gedaan in het bedrijfsleven heeft aan het licht gebracht dat een klant die ontevreden is over een product of geboden service, gemiddeld aan vierendertig andere mensen zijn onvrede kenbaar maakt. Mogelijk zorgt een familielid dat ontevreden is over geboden zorg nog vaker voor negatieve reclame. Zorg aan een naaste gaat iemand meer aan het hart dan bijvoorbeeld een koelkast, een tv, een fiets die mankementen vertoont of een maaltijd in een restaurant die niet smaakt. Als hulpverlener of zorginstelling kun je het je daarom niet veroorloven om onzorgvuldig met kritiek van een familielid om te gaan. Ook niet als het er maar één is.
In het bedrijfsleven geldt als regel dat van de tien ontevreden klanten er slechts één klaagt. Hoe de verhoudingen in de zorg liggen, is (mij) niet bekend. Maar er is weinig reden om aan te nemen dat de drempel om kritiek te uiten lager ligt. De meeste mensen willen niet graag onaardig gevonden worden en vrezen dat ze door kritiek te geven meteen het label 'niet aardig' zullen krijgen. Voor een familielid van een patiënt komt daar nog als extra drempel de vrees bij dat kritiek ventileren nadelige gevolgen kan hebben voor de zorg aan de naaste. Het is daarom goed mogelijk dat in de zorg de verhoudingen tussen familieleden ('klanten') die hun kritiek uiten en familieleden die hun kritiek inslikken nog schever liggen dan in het bedrijfsleven. Mogelijk staan er tegenover één familielid met kritiek wel vijftien of twintig familieleden die hun kritiek voor zich houden. Kritiek kun je daarom beter opvatten als een gratis advies, als een aanknopingspunt om de zorg aan alle patiënten te verbeteren. Dit boek probeert je hiertoe te motiveren en inspireren.

Huub Buijssen

# 1 Bronnen van kritiek

## 1.1 Inleiding

Stel je het volgende voor. Je werkt als verpleegkundige op een spoedeisende hulp en op een zaterdagavond meldt zich een vrouw van middelbare leeftijd met haar bejaarde moeder. 'De waarnemend huisarts heeft gezegd dat ik meteen met moeder naar het ziekenhuis moest gaan,' zegt de dochter. 'Moeder heeft al een paar dagen koorts, maar die is vandaag ineens opgelopen.' Moeder voelt zich helemaal niet goed. Ik ben erg ongerust.'
Je consulteert de dienstdoende arts, maar die kan niet meteen komen omdat hij met een reanimatie bezig is. De arts geeft je telefonisch instructies om een aantal onderzoeken in gang te zetten. Je vertelt de moeder en dochter dat de arts niet meteen kan komen. Om geen onnodige ongerustheid te veroorzaken bij de dochter, vertel je de reden niet. Je zegt dat de arts zo snel mogelijk komt en dat je zelf alvast een paar onderzoeken gaat doen. Je constateert een temperatuur van 38,8. Tijdens je onderzoek gaat mevrouw braken. De dochter wordt nu helemaal onrustig en paniekerig en laat je op dwingende toon weten dat de arts moet komen. Je weet dat dit nu echt niet kan en laat de dochter weten dat ze nog even moet wachten. Je houdt voet bij stuk, hoe vervelend je het ook voor de dochter vindt. Wat de dochter ook zegt, je blijft herhalen: 'Het spijt me, maar de dokter kan nog niet komen. Hij is nog niet zover. Als hij klaar is met een andere patiënt, komt hij.' De dochter wordt boos op je en zegt dat ook: 'Als het mis gaat met mijn moeder, dien ik een klacht in tegen het ziekenhuis, en in de eerste plaats tegen u.'
Hoe kun je het beste als verpleegkundige op deze vrouw reageren? Hoe kun je als instelling dergelijke reacties voorkomen? Deze vragen staan centraal in dit boek.

Maar hoe *ontstaan* eigenlijk conflicten tussen familieleden en hulpverlener? Wat is hiervan de oorzaak? De antwoorden op deze vragen bespreek ik in dit eerste hoofdstuk. Ze vormen de kapstok voor de aanpak die ik in de volgende, praktische hoofdstukken zal beschrijven.

## 1.2 Waarom familieleden zich steeds vaker kritisch uitlaten

Kritiek op artsen, verpleegkundigen en andere hulpverleners is niet iets van recente datum. Een verschil met vroeger is wel dat familieleden tegenwoordig veel vaker en sneller kritiek uiten op hulpverleners. Daarvoor zijn allerlei redenen.

Eén reden is dat we nauwelijks nog tegen andere mensen opkijken. In praatprogramma's op tv spreekt jan en alleman zelfs de minister-president met de voornaam aan en geneert men zich er ook niet voor om de regeringsleider op felle toon aan te vallen. Zo'n jaar of dertig geleden was dit ondenkbaar. Mensen durfden in die tijd ook artsen nauwelijks tegen te spreken. Patiënten zijn dus mondig geworden. Ze zien artsen, verpleegkundigen en andere hulpverleners als professionals die diensten leveren waar ze recht op hebben.

Mensen zijn nu ook beter geïnformeerd (of denken beter geïnformeerd te zijn). Vroeger gingen de meeste patiënten en familieleden ervan uit dat de arts of verpleegkundige het per definitie allemaal (beter) wist. Mensen zijn nu beter opgeleid en dankzij de vele gezondheidsrubrieken in kranten en weekbladen, gezondheidsprogramma's op tv en gezondheidssites op internet, weten ze meer over ziekten en kennen ze hun rechten beter.

Een derde reden is dat mensen niet meer gewend zijn om te wachten. Het is een bekende wijsheid dat films een afspiegeling zijn van de tijd. Als je een film- of tv-serie van dertig jaar geleden bekijkt, dan valt je meteen het trage tempo op. De camera volgt een persoon gedurende meerdere minuten. Tegenwoordig volgen de beelden of scènes elkaar razendsnel op. Het leven is veel en veel sneller geworden. Ik herinner me dat ik dertig jaar geleden van 's morgens negen tot 's middags vier uur in de wachtkamer van een oogarts heb gezeten. Nu kan dit niet meer. We willen snel geholpen worden.

Ten vierde: assertiviteit en mondigheid worden veel hoger aangeslagen dan vroeger. Als klein kind kreeg ik steeds te horen van mijn ouders: 'Goed luisteren!' Ik moest luisteren naar de meester, de pastoor, de leidster van kindervakantiewerk, de voetbaltrainer, enzovoorts. Jan Wolkers geeft hiervan een treffend voorbeeld in zijn op eigen jeugdherinneringen gebaseerde roman *Terug naar Oegstgeest*. Hij beschrijft hoe zijn juf van de lagere school hem op een dag strafte.

> *Ze had een ring zonder steen aan haar vinger. Als je iets deed wat haar niet beviel dan sloeg ze je met haar knokkels op je hoofd, zodat er vaak een klein bloederig vierkantje achterbleef van de zetting. Als ik het thuis liet zien, dan zeiden ze: 'Dat zal je dan wel verdiend hebben.'*

Tegenwoordig is een dergelijke reactie van ouders ondenkbaar (nog afgezien van het feit dat lichamelijke straf van zowel leraren als ouders verboden is) en komen ouders vaak al verhaal halen op school als hun kind in hun ogen van de leerkracht te harde kritiek of een onterechte vermaning heeft gekregen. Tegen hun kinderen zeggen ze: 'Kom voor jezelf op, laat niet over je heen lopen.'
Ten slotte: het individu staat nu veel meer centraal. Een klas wordt niet meer benaderd als een groep die moet luisteren maar als een verzameling individuen die zich ook als individu leren presenteren. Kinderen leren al op de basisschool om presentaties te geven en beginnen vaak de dag met het vertellen van wat ze hebben meegemaakt.
Wat ook de redenen mogen zijn dat in onze tijd patiënten en familieleden sneller kritiek op je leveren, als je als professional niet goed reageert op kritiek, kun je snel in een conflict verzeild raken. Een familielid dat kritiek op je uit, is vaak al boos. Het voorbeeld waarmee dit hoofdstuk begint, illustreert dit ook.
Zoals ik verderop zal laten zien, kent agressie diverse stadia. Het uiten van kritiek is het eerste stadium. Als je als professional inadequaat reageert, kun je een conflict krijgen dat kan escaleren. In het ergste geval mondt het uit in fysieke agressie.

## 1.3 Hoe conflicten ontstaan

Het is gebruikelijk om drie vormen van agressie te onderscheiden: frustratieagressie, instrumentele agressie en agressie ten gevolge van psychopathologie.
Bij de eerste, frustratieagressie, komt agressie voort uit een gevoel van boosheid, machteloosheid, teleurstelling of verdriet. Iemand wil iets maar loopt tegen een (menselijke) belemmering aan en voelt zich gefrustreerd. In het voorbeeld van zojuist doet de ver-

pleegkundige niet wat de dochter wil: de arts halen. De dochter hoopt dat de verpleegkundige door kritiek of het dreigen met een klacht zal zwichten. Boosheid is hier geen opzettelijke actie, maar onttrekt zich grotendeels aan de controle van de dochter: ze wordt gestuurd door haar frustratie. De reactie is weliswaar tegen een persoon gericht, maar toch niet persoonsgericht. Als een andere verpleegkundige dienst had gehad, zou de dochter op dezelfde wijze hebben gereageerd. (Dit neemt echter niet weg dat de persoon tegen wie de boosheid is gericht, deze wel als persoonsgericht zal kunnen ervaren.)

Een tweede vorm van agressie is de instrumentele agressie. Hier maakt iemand bewust stampij om zijn zin te krijgen. De agressie is berekenend en bewust ook op de persoon gericht. Zolang het doel niet is bereikt, groeit de agressie. Het gaat vaak om mensen die in het verleden beloond zijn voor dit gedrag: boosheid was een effectief instrument om een doel te bereiken. De asofamilie Flodder is er een karikaturaal voorbeeld van, maar deze vorm van agressie komt in alle lagen van de bevolking voor, in de hogere niet minder dan in de lagere.

Agressie kan ook het gevolg zijn van een psychiatrische aandoening, zoals een verslaving of een psychose. De persoon mist dan het vermogen om zichzelf te beheersen. Hij hoort bijvoorbeeld stemmen waaraan hij moet gehoorzamen. Een voorbeeld is Kim De Gelder, die in januari 2009 een bloedbad aanrichtte in een crèche in het Belgische Dendermonde. Vaak is bij psychopathologische agressie ook sprake van frustratie. Iemand kan dan om heel weinig al ontzettend boos worden. Het is net alsof zo iemand de remmen mist om zichzelf in bedwang te houden. De persoon kan dan slachtoffers maken, maar is in feite zelf ook slachtoffer van zijn agressie.

Frustratieagressie is verreweg de meest voorkomende vorm van agressie. Deze vorm zal dan ook centraal staan in dit boek. De aanpak die ik in dit boek presenteer, is voor frustratieagressie geëigend en werkt niet of nauwelijks bij de twee andere vormen van agressie. Bij instrumentele agressie kan hij zelfs averechts werken. Als je bijvoorbeeld tegen een familielid dat zich bedient van instrumentele agressie zegt: 'U kunt altijd bellen als er wat is' en je bent er onverhoopt niet als hij of zij belt, dan word je meteen als 'totaal onbetrouwbaar' neergezet. In het voorlaatste hoofdstuk zal ik wel iets zeggen over hoe te reageren bij kritiek die zich uit in de vorm van instrumentele agressie, maar ik zal hier heel kort over zijn. Als hulpverlener krijg je hier ook niet zo vaak mee te maken.

Frustratieagressie komt dus voort uit een gevoel van frustratie. Maar waar komt deze frustratie dan vandaan? Ik zal hierover een eenvoudige eigen 'theorie' presenteren. Een theorie die het hart vormt van de manier van omgaan met kritiek die ik in de volgende hoofdstukken beschrijf. Dezelfde theorie zal ook de kapstok vormen voor de organisatorische maatregelen die een instelling kan treffen om de kans op kritiek te verkleinen (hoofdstuk 13).

Ik kan de bewuste theorie over het ontstaan van frustratieagressie nu in een paar zinnen schetsen. Ik doe het echter niet. Als ik de theorie nu meteen uit de doeken zou doen, zou je waarschijnlijk zeggen: 'Natuurlijk, dat is logisch, dat had ik ook kunnen bedenken.' Mogelijk dat je zelfs teleurgesteld zou reageren: 'Wat simpel!' Ooit las ik een interview met de directeur van het Sociaal en Cultureel Planbureau, professor Paul Schnabel, waarin hij vertelde dat mensen na afloop van zijn eerste grote lezingen vaak tegen hem zeiden: 'Wat u zei, wisten we eigenlijk al.' Paul Schnabel bekende dat dit hem telkens een kater bezorgde. 'Ik weet zeker dat de mensen die dit tegen me zeiden, zichzelf overschatten,' zei hij. Hij nam daarom het besluit om tijdens zijn lezingen niet meteen de uitkomsten van onderzoek te vertellen, maar de symposiumgangers er eerst naar te laten raden: 'Wat denkt u: hebben de Nederlanders de laatste tien jaar meer of juist minder vrije tijd gekregen?' Hij stelde vast dat de congresgangers het dan meestal niet beter deden dan wanneer ze gegokt zouden hebben of een muntstuk hadden opgegooid.

Ik deel de opvatting van Paul Schnabel dat in de sociale wetenschappen, zoals in de psychologie of sociologie, onderzoeksresultaten en theorieën meestal zó logisch lijken dat iedereen bij het horen ervan denkt: 'Dat wist ik al.' Maar net als Schnabel denk ik dat schijn hier bedriegt: zelf bedenken hoe het zit, is een heel ander verhaal. Ik bied je daarom de gelegenheid om zelf te ontdekken wat de dieperliggende oorzaak is van conflicten tussen mensen. Ik doe dit door je een aantal conflicten voor te leggen en je te verzoeken met de volgende vraag aan de slag te gaan: wat is de gemeenschappelijke oorzaak van deze conflicten? Welk patroon herken je erin? Een paar voorbeelden van conflicten die nu volgen, komen uit de zorg. Maar ik begin met enkele voorbeelden uit het gewone leven. Ik doe dat om duidelijk te maken dat de theorie heel breed toepasbaar en universeel geldig is.

Het eerste voorbeeld.

> Toen onze twee kinderen, Huib en Ilana, nog klein waren, gingen we elke zondagochtend een paar uur wandelen. Om de wandeling te veraangenamen, deden onze kinderen vaak tijdens het lopen spelletjes. Op een keer haalde onze dochter Ilana, die toen 6 was, bij de startplek van onze wandeling een bal uit de kofferbak van de auto en trapte die tijdens de wandeling steeds een stukje voor zich uit. Onze zoon Huib, toen 9, helemaal gek van voetbal, vroeg haar de bal naar hem over te spelen zodat ze samen konden spelen. Ilana hield zich echter doof en reageerde niet. Huib ging meteen bij ons klagen: 'Ilana wil niet samenspelen.'

Het tweede voorbeeld.

> Een maand geleden raakte ik in de trein aan de praat met een vrouw van zestig. Op een gegeven moment vertelde ze me dat ze al vijf jaar ruzie had met haar buren. 'Ik vind dat zo vreselijk jammer, want voorheen konden we heel goed met elkaar overweg. Ik was met name close met de buurvrouw. Ik sprak haar elke dag. Elke avond lieten we op hetzelfde tijdstip de hond uit en maakten we samen een rondje van 15 minuten. We verheugden ons hier steeds op, want we vonden het heerlijk om allerlei nieuwtjes uit te wisselen. Aan deze gezamenlijke wandelpraatjes kwam een eind toen de buurvrouw een keer ziek was en haar man op het vaste tijdstip de hond uitliet. Tijdens de wandeling passeerden we een vrouw met een ander hondje. Het hondje van de buren had, zoals dat gaat, meteen interesse en probeerde het andere hondje te besnuffelen. Dat was niet naar de zin van de buurman. Die gaf zo'n forse hijs aan de lijn dat zijn hond bijna als een katapult terugschoot en bijna op zijn rug voor de voeten van de buurman terechtkwam. Ik schrok van deze felle reactie en zei voorzichtig: 'Zo, dat was een forse ruk!' De buurman zei de rest van de wandeling niets meer. Nadien heb ik de buren nooit meer gesproken. Samen

de hond uitlaten was vanaf die avond voorbij. Jammer, heel jammer.'

Als derde voorbeeld geen waargebeurd verhaal, maar één met een hypothetisch karakter. Het geeft een situatie weer die zich in ons land dagelijks meerdere keren ergens afspeelt.

> Stel dat je elke dag zo rond kwart over vijf thuiskomt van je werk. Stel ook dat je partner steeds rond zes uur van zijn werk komt en dat je vanwege dit verschil van drie kwartier met je partner hebt afgesproken dat jij doordeweeks kookt en je partner in het weekend. Op een dag kom je vanwege een crisissituatie op het werk pas om halfzeven thuis. Net die avond moeten jullie allebei om zeven uur weer de deur uit omdat je naar een belangrijke ouderavond moet van de school van je oudste kind. Als je om halfzeven thuiskomt, tref je je man zappend op de bank aan. Je vraagt of hij eraan gedacht heeft dat jullie over een halfuur al de deur uit moeten en dat er voor die tijd ook nog gegeten moet worden. Als hij op beide vragen 'ja' zegt, verlies je je zelfbeheersing. 'Waarom ben je dan niet alvast begonnen met koken? Moet ik nu werkelijk alles in huis doen?'

Een vierde voorbeeld.

> Een man heeft een afspraak voor een medisch onderzoek in een academisch ziekenhuis. Onderweg komt hij in een file veroorzaakt door een ernstig verkeersongeval. Als hij nog net op tijd bij het ziekenhuis arriveert, kan hij in de parkeergarage van het ziekenhuis geen plek vinden. Pas na een kwartier rondjes rijden, ziet hij dat er ergens een plekje vrijkomt. Twee uur nadat hij van huis is vertrokken, maar toch een kwartier te laat, meldt hij zich bij de receptie van de polikliniek. De receptioniste vertelt hem dat hij niet meer geholpen kan worden en

> nu een afspraak moet maken voor over een maand. Meneer ontploft.

Het laatste voorbeeld.

> De man van Ellen verblijft in een verpleeghuis voor jongdementerenden. Dagelijks gaat ze bij hem op bezoek. Omdat ze geen verpleegkundigen ziet om het te vragen, gaat ze zelf naar de keuken en zet voor haar man en zichzelf koffie. Net als ze de koffie wil gaan inschenken, komt een verpleegkundige de keuken binnen. Ellen ziet dat het gezicht van de verpleegkundige betrekt als ze ziet waar Ellen mee bezig is. Ze haast zich met de koffie naar de zitkamer en weet geen woord uit te brengen tegen de verpleegkundige. Ze voelt echter dat er iets pijnlijks is voorgevallen.

Wat hebben al deze (dreigende) conflicten met elkaar gemeen? Misschien heb je het al ontdekt: in al deze voorbeelden verwachten beide partijen iets van elkaar. Maar dat is niet voldoende reden voor conflict. Ze verwachten ook dat de ander op de hoogte is van hun verwachting. Waarom? Omdat het volgens beide partijen heel logisch of voor de hand liggend is wat ze verwachten. Elke partij vindt het zelf zo vanzelfsprekend dat de ander weet wat ze verwacht dat ze deze verwachting niet van tevoren heeft uitgesproken. De ander weet het toch? Maar de ander weet het niet. Sterker nog, de ander gaat uit van heel iets anders en heeft een andere, mogelijk zelfs tegengestelde verwachting.
Ook als ze naderhand met elkaar in gesprek gaan, spreken de partijen hun verwachtingen meestal niet uit. Nog steeds nemen ze van elkaar aan dat ze hetzelfde vertrekpunt hadden. Of ze spreken hun verwachting niet uit omdat ze zich er zelf niet zo helder bewust van zijn. Een verwachting kan zoiets natuurlijks zijn, zo passend bij de eigen persoon, dat de persoon in kwestie de verwachting niet eens kan benoemen.
Ik begon met vijf voorbeelden van conflicten. Laat ik om mijn theorie te verhelderen, schetsen welke verwachtingen hier in het spel waren. Ik begin weer met de ruzie om de bal van onze twee kinde-

ren. Huib zei dat Ilana niet wilde samenspelen. Toen we Ilana vroegen waarom ze de bal niet overspeelde naar Huib, zei ze: 'Toen we thuis weggingen, heb ik de bal in de kofferbak gedaan.' Voor haar was het daarom niet meer dan logisch dat zij zelf kon bepalen of ze zou samenspelen of niet. 'Huib had dan zelf maar een bal mee moeten nemen,' voegde ze er voor alle duidelijkheid nog aan toe. Huib keek uiteraard heel anders tegen de situatie aan. 'Het is mijn bal, ze heeft zelf ook een bal. En als we thuis zijn, vraag ik haar ook altijd of ze meedoet. Voetbal is toch een teamspel! Ilana is niet eerlijk.' Allebei vonden ze dat ze het grootste gelijk van de wereld hadden. En vanuit ieders eigen vertrekpunt hadden ze dat ook! Deze eigen visie stuurde ook hun verwachtingen: 'laat me alleen spelen' versus 'laten we samenspelen!'

Het tweede voorbeeld. Wat waren de verwachtingen die ten grondslag lagen aan de ruzie waarover de mevrouw in de trein me vertelde? Waarom spraken haar buren haar nooit meer aan, nadat zij tegen de buurman iets gezegd had over de forse ruk aan de lijn? Ik vroeg de mevrouw waarom ze die opmerking had gemaakt. Meteen werd ze fel: 'De buurvrouw zou het zelf ook niet goedgekeurd hebben als zij het gezien had. Bovendien, het ging me heel erg aan het hart.' Voor de buurvrouw was het met andere woorden niet meer dan logisch dat zij er iets van gezegd had. Zij verwachtte ook dat haar buurman – als hij wat tot bedaren zou zijn gekomen – haar wel zou begrijpen en haar reactie juist netjes gevonden zou hebben. Ik vroeg de mevrouw in de trein vervolgens of zij niet ten minste één reden kon bedenken waarom haar buren haar in de ban hadden gedaan. 'Ik begrijp het echt niet,' zei ze. Maar na enige seconden van stilzwijgen zei ze: 'Ik heb onze overbuurman, die nog wel goed contact heeft met onze buren, eens gevraagd of hij niet wist waarom de buren zo kwaad waren. Hij wou niet veel loslaten, maar zei vagelijk iets in de trant van dat de buren hem gezegd hadden: 'Waar bemoeit dat mens zich mee.' Daar moet ik het dan mee doen.'

Netter gezegd: de buren waren dus boos omdat de buurvrouw een belangrijke regel had geschonden waarvan de buren dachten dat die algemeen geldig was: 'Bemoei je nooit met onze interne aangelegenheden. Wij doen met onze hond wat wij willen en daar behoren anderen zich buiten te houden.' De vrouw in de trein ging uit van de verwachting dat ze met alle respect wel iets kon en mocht zeggen. Daar kwam nog een andere verwachting bij. De vrouw in de trein ging ervan uit dat zij heel close was met de buurvrouw, maar de buurvrouw zelf heeft waarschijnlijk een of twee van deze gedachten gehad: 'als je aan mijn man komt, dan kom je aan mij' of 'als ik in dit conflict moet kiezen tussen mijn man en mijn buurvrouw, kies ik natuurlijk voor mijn man.'

Het derde voorbeeld. Waarom zou je kunnen ontploffen toen je merkte dat je partner op de bank zat te zappen? De reden is waarschijnlijk dat je ervan uitging dat je partner ook wel wist dat er gekookt moest worden en dat hij daar dus alvast mee had moeten beginnen, ja dat hij de maaltijd zelfs al klaar had kunnen hebben. Maar waarom was dat voor je partner niet zo logisch als voor jou? Hij heeft misschien – met even veel recht – gedacht: 'Als ze op haar werk is opgehouden, zal ze onderweg wel een meeneemmaaltijd hebben gekocht.' Of: 'Als ze wil dat ik alvast begin, belt of sms't ze wel even en vertelt me wat ik moet koken.' Achteraf zou jij daar tegenin kunnen brengen: 'Je kunt toch zelf wel bedenken dat er gekookt moet worden omdat we haast hebben, ik hoef toch niet alles letterlijk 'voor te koken'!' Geloof het of niet: zelfs mensen die vijftig jaar getrouwd zijn, verwijten elkaar nog wel eens dat ze ... elkaars gedachten niet kunnen lezen.

Het vierde voorbeeld. De receptioniste kent de reden van het te laat komen niet en gaat uit van de veronderstelling dat iedereen op tijd moet komen. 'Anders is het einde zoek en kunnen we hier niet fatsoenlijk de mensen helpen.' Ze gaat ervan uit dat elke patiënt dit weet en hiernaar handelt. 'Een kwestie van op tijd vertrekken.' Ze vindt het ook vanzelfsprekend dat ze niet kan en wil luisteren naar excuses die mensen aanvoeren om te verklaren waarom ze te laat zijn. 'Mensen kunnen liegen met een stalen gezicht en hoe kan ik leugenaars nou onderscheiden van mensen die met een legitieme reden te laat zijn. Bovendien, als je na sluitingstijd bij een winkel aanbelt, doet men ook niet open. Tijd is tijd. Ik krijg bonje met de artsen als ik me niet aan afspraken hou.' De man die te laat is, heeft een heel ander vertrekpunt: 'Ik weet heel goed dat ik op tijd moet zijn, maar als ik door omstandigheden van buiten te laat ben, dan dient men daar begrip voor te hebben. Een ziekenhuis dient te zorgen voor voldoende parkeerruimte voor zijn patiënten en bezoekers. Ik word nu de dupe van het foute management van het ziekenhuis. Ik heb voor deze afspraak al een middag vrij moeten nemen van mijn werk en meer dan honderd kilometer moeten rijden. Ik heb een uur in de file gestaan en nu dit. Ik weet best dat andere mensen wel eens liegen, maar zo ben ik niet. Van een ziekenhuis en zijn medewerkers verwacht ik een klantvriendelijke benadering. Waar kun je nog op vertrouwen als een ziekenhuis je bars en hardvochtig behandelt?'

Het laatste voorbeeld. Dat ging over Ellen, de vrouw die in een verpleeghuis voor jongdementerenden naar de keuken ging om zelf koffie te zetten voor haar dementerende man. Het is niet zo moeilijk om te bedenken wat hier de botsende verwachtingen waren. Ellen dacht: 'Als er geen verpleegkundigen zijn, dan mag ik best zelf naar de keuken gaan. Ik neem er zelfs het personeel, dat het kennelijk al zo druk heeft, werk mee uit handen.' De verpleegkundige die Ellen in de keuken betrapte, dacht echter: 'De keuken is ons domein. Als iedereen de keuken binnenloopt, dan is het einde zoek. Dat zou die mevrouw toch ook moeten begrijpen.'

## 1.4 Waarom kleine kwesties kunnen leiden tot grote conflicten

Je hebt het vast ook wel eens meegemaakt. Je kreeg kritiek van iemand, bijvoorbeeld van je ouders of je partner (of je gaf kritiek) en in no time had je een conflict en hooglopende ruzie. En als je dan later op de ruzie terugkeek, dacht je misschien: waar ging het eigenlijk over? Ja, over niets, eigenlijk. Hoe heb ik me zo kunnen laten gaan?!

Ja, hoe is het mogelijk dat je om een kleinigheidje ruzie kunt krijgen? Bijvoorbeeld over een goedbedoeld zinnetje, zoals een opmerking over een ruk aan de hondenlijn. Welnu, als twee mensen iets tegengestelds van elkaar verwachten en beide partijen ervan uitgaan dat wat zij verwachten honderd procent logisch en redelijk is, heb je een mengsel voor een brandbare stof. Maar er hoeft dan nog geen vuur te ontstaan. Als twee partijen echt naar elkaar willen luisteren en elkaars verwachtingen bespreken, wijkt meteen alle gevaar. De situatie wordt echter wel explosief als een van de twee partijen ermee begint de ander kwade bedoelingen toe te dichten. En dat gevaar ligt altijd op de loer, want de eigen verwachting was toch logisch?

Om te begrijpen hoe conflicten ontstaan, is het ook nuttig om te weten dat elk meningsverschil zich op drie niveaus afspeelt.

Het eerste niveau is dat van de *feiten*. Wat is er gebeurd of wat had juist niet mogen gebeuren? Wie heeft er gelijk? Wie had wat moeten doen of laten? Een conflict begint altijd met heibel over wat er feitelijk aan de hand is. Als je je partner bij thuiskomst zappend voor de tv aantreft terwijl jullie op dat moment al aan tafel hadden moeten zitten, vind jij dat je partner in moet zien dat hij 'fout bezig is'. Daar hoef je het voor jouw gevoel niet eens over te hebben. Maar je partner kan vinden dat hij honderd procent in zijn recht staat omdat jij even een belletje had moeten plegen.

Het tweede niveau is dat van de *gevoelens*. Achter elk meningsverschil gaan gevoelens schuil: boosheid, angst, jaloezie, teleurstelling, frustratie, wanhoop, enzovoort. De aanblik van je man op de bank kan het bloed al naar je hoofd doen stromen. En als het op dat moment niet gebeurt, dan wel als je man zegt dat hij jouw reactie niet goed kan begrijpen. Bij een meningsverschil komt vaak de vraag in je op of je je gevoelens moet uiten. En ook wat de ander van deze gevoelens zal denken als je ze uit. Maar of je je gevoelens nu uitspreekt of niet, ze klinken meestal toch wel door in hoe je reageert. De ander reageert weer op jouw non-verbale communicatie en zo gaat het door. Je man kan bijvoorbeeld boos worden als hij ziet dat je grote ogen opzet en rood aanloopt, of als hij merkt dat je harder bent gaan praten.

Het derde niveau is dat van de *eigen identiteit*. Bij elk meningsverschil dat je hebt en bij elk moeilijk gesprek, speelt ook de vraag mee wat de kwestie – en met name andermans opstelling hierin – betekent voor je zelfbeeld en je eigenwaarde. Inwendig stel je je vragen als: laat de ander me in mijn waarde, behandelt hij me met respect of beschouwt hij me als nalatig, slecht, dom, naïef, oneerlijk, enzovoorts? Als je bij thuiskomst je man zappend op de bank ziet zitten en denkt: 'Hij behandelt me als zijn huisslaaf,'[1] dan is het niet zo vreemd dat je razend wordt. Maar het is evenmin vreemd dat je man niets begrijpt van jouw heftige reactie en zich in zijn eer voelt aangetast als je hem van opzettelijke nalatigheid beschuldigt. Zeker als je ook nog ruziewoordjes gebruikt zoals 'altijd', 'nooit', 'maar' en 'waarom'.

Kortom, zodra bij een meningsverschil een van beiden laat doorschemeren dat hij de ander wantrouwt, niet gelooft of van iets kwalijks beschuldigt, escaleert het conflict. En als ze daadwerkelijk woorden gaan uitspreken waarmee ze elkaar als persoon diskwali-

---

[1] Achter deze uitroep kan, nog dieper en nog meer onbewust, een vierde niveau schuilgaan, namelijk dat van de behoefte aan verbondenheid met anderen. 'Hij behandelt me als een huisslaaf', kan dan de wens of behoefte verwoorden: 'Laat me er alsjeblieft niet alleen voor staan, ik wil dat je me helpt als ik het moeilijk heb!' De boosheid is dan de uiting van verlatingsangst. Dit vierde niveau laat ik echter onbesproken omdat dit alleen speelt bij conflicten tussen mensen die een heel intieme relatie met elkaar hebben, zoals in een partnerrelatie.

ficeren, woorden zoals 'onbetrouwbaar', 'leugenaar' en 'onverschillig', wordt het helemaal oorlog. Zoals in de volgende echtelijke ruzie, opgetekend door de grote schrijver Leo Tolstoj, in zijn novelle De Kreutzersonate (voor het eerst verschenen in 1890):

*Opeens hebben we het over een hond die, naar ik beweer, op een tentoonstelling een medaille heeft gekregen. Zij zegt: 'géén medaille, maar een eervolle vermelding.' De ruzie begint. Het ene woord lokt het andere uit. We springen van de hak op de tak, de verwijten volgen elkaar: 'nou ja, dat weten we nou al wel, dat is altijd hetzelfde liedje: jij hebt gezegd ...' – ' niet waar, dat heb ik niet gezegd' – ' o, dus ik lieg!' Je voelt, dat er weer zo'n vreselijke uitbarsting op til is, waarbij je lust hebt jezelf of haar te vermoorden. Je wéét, dat het dadelijk zover zal komen, en je bent er doodsbang voor, als voor brand, en daarom zou je je jezelf zo graag in bedwang willen houden, maar de drift maakt zich meester van je hele wezen. Zij verkeert in dezelfde toestand, zo niet nog erger, ze verdraait opzettelijk ieder woord dat je zegt, haalt er dingen uit, die je helemaal niet hebt bedoeld; ieder woord dat ze zegt is doordrenkt met gif; waar ze maar weet, dat ze mij het pijnlijkst kan treffen, schiet ze raak. Het gaat maar door, hoe langer hoe erger. Ik schreeuw: 'zwijg!' of iets in die geest. Zij snelt de kamer uit, loopt naar de kinderkamer. Ik tracht haar te weerhouden, om te kunnen uitpraten en uitargumenteren, en pak haar bij de hand. Zij doet alsof ik haar heb bezeerd en roept: 'Kinderen, jullie vader slaat me!' Ik schreeuw 'lieg niet!' – 'Het zou trouwens niet de eerste keer zijn!' roept zij, of iets van dien aard. De kinderen snellen haar tegemoet. Zij kalmeert ze. Ik zeg: 'Stel je toch niet zo aan!' Zij zegt: 'Voor jou is alles aanstellerij; jij bent in staat iemand te vermóórden en dan zul je nòg beweren, dat hij zich aanstelt. Nu heb ik je dóór. Dit heb je altijd gewild' – 'Ja, inderdaad, was je maar dood!' roep ik. Ik weet nog, hoe ik zelf schrok van die ontzettende woorden. Ik had nooit gedacht, dat ik zoiets vreselijks en grofs had kunnen zeggen. Ik was stomverbaasd, hoe mij zoiets had kunnen ontvallen.*

Conflicten zijn helaas vaak het hevigst bij mensen die elkaar heel nabij zijn. De verwachtingen zijn hier immers het hoogst. Bovendien gaan mensen die van elkaar houden er ook van uit dat ze elkaar goed kennen, en dat ze dus ook weet hebben van elkaars verwachtingen. Juist hier kan een ruzie gemakkelijk beginnen en als een kleine sneeuwbal die van een berg rolt uiteindelijk een reusachtige lawine veroorzaken. Onderzoek met beeldvormende apparatuur laat zien dat de hersencentra voor logisch redeneren zo goed als inactief worden als we boos zijn en geconfronteerd worden met informatie die tegen onze opvattingen ingaat. Het verstand laat het dan even afweten. Onze emoties buigen dan met het grootste gemak krom wat recht is.

Niet alleen in de privésfeer, dus tussen mensen die elkaar nabij zijn, kunnen conflicten ontstaan door kleine voorvallen, maar ook in de gezondheidszorg en hulpverlening. Ook jij kunt er dus mee te maken krijgen. Ook bij jou kan een sneeuwbal een lawine veroorzaken, met name als een familielid je persoon of identiteit ter discussie stelt. Ieder mens beschouwt zichzelf als goed, betrouwbaar, redelijk en eerlijk. Uit onderzoek blijkt dat iedereen van zichzelf vindt dat hij wat betreft eigenschappen als eerlijkheid, mensenkennis, betrouwbaarheid, altruïsme en doorzettingsvermogen hoger scoort dan gemiddeld. De doorsneemedewerker vindt ook dat hij harder werkt dan de meeste van zijn collega's en dat hij een grotere en belangrijkere bijdrage levert aan de teamprestatie. Waarschijnlijk denk jij ook zo. Belangrijker nog: of je nu arts bent, verpleegkundige, verzorgende, maatschappelijk werker, fysiotherapeut, bezigheidstherapeut of pastor, je vindt waarschijnlijk van jezelf dat je iemand bent die zijn best doet en zich inzet voor zijn patiënten en hun familie, en dat niemand dat in twijfel mag trekken of ter discussie stellen. Als iemand dat toch doet, bijvoorbeeld door kritiek op jou als persoon te leveren, dan zul je dat als erg pijnlijk en kwetsend ervaren. Het zal je dan de nodige moeite kosten om rustig te blijven en je zelfbeheersing te behouden.

Bedenk dat familieleden van patiënten die jij verpleegt, begeleidt, verzorgt, ondersteunt, probeert te genezen of anderszins probeert te helpen, ook een identiteit hebben die ze koesteren. Ook zij vinden zichzelf eerlijk, betrouwbaar, enzovoorts. Een deel van de identiteit van het gemiddelde familielid is dat deze van zichzelf vindt dat hij betrokken is bij zijn naaste. Kortom, iedereen, jij net zo goed als de familie waar je mee te maken krijgt, vindt zichzelf een beetje een held, een bijzonder iemand. En ieder van ons heeft zo'n gevoel over zichzelf nodig om lekker in zijn vel te zitten. Een klein, onbetekenend voorval dat zijn oorsprong heeft in botsende verwachtingen, kan daarom een grote kwestie of een zaak van enorm gewicht worden zodra in een gesprek iemand zijn twijfels laat blijken over onze identiteit.

Een psychologische eigenschap van ons allemaal gooit daarbij nog eens olie op het vuur. Als we zelf een fout maken of een misser begaan, dan beschouwen we dat als een incident. We hebben aan excuses en verzachtende omstandigheden geen gebrek. We vinden ook dat de ander deze excuses moet aanvaarden, ja er zelfs weet van moet hebben zonder dat er iets over gezegd is. Als iemand anders een fout maakt, dan zijn we echter veel minder soepel. Dan ligt het al heel snel aan iemands karakter of persoon. 'Hij is gewoon onzorgvuldig.'

Hier komt ten slotte nog bij – een laatste menselijke eigenschap – dat we bij fouten van de ander altijd graag de oorzaak willen weten, en als we die niet weten, we gaan raden. En bij het raden gaan we ook weer eerder uit van negatieve dan van positieve motieven of bedoelingen. Bij eigen fouten volgen we juist de omgekeerde weg. Het trieste van conflicten is dat het bijna altijd gaat om twee partijen die allebei de beste bedoelingen hebben, en vijanden worden vanwege botsende verwachtingen die ze niet van elkaar kennen. Dit is het slechte nieuws. Het goede is dat deze wetenschap ons de sleutel aanreikt om veel conflicten te vermijden, inclusief conflicten tussen hulpverlener of zorginstelling en familie: de meeste kritiek en klachten kunnen we voorkomen door te vragen naar de verwachtingen van de familie en door zelf steeds duidelijk de eigen verwachtingen te communiceren naar de familie. Zo kunnen we voorkomen dat we op het gevaarlijke terrein komen waarop we elkaars identiteit aanvallen en conflicten snel escaleren.

## 1.5 Oorzaken van botsende verwachtingen

Hoe komt het toch dat verwachtingen kunnen botsen? Hoe is het mogelijk dat ook de verwachtingen van mensen die elkaar al heel lang kennen, zo met elkaar kunnen botsen? Deze vraag staat centraal in deze paragraaf.

Een belangrijke oorzaak is verwarring en miscommunicatie die te maken heeft met taal. We zeggen vaak niet wat we bedoelen. Soms doen we het met opzet. Omdat we niet altijd heel direct kunt zeggen wat we denken. Zoals de arts in de volgende ontslagbrief. Links de tekst uit de brief, daarnaast de werkelijke gedachten van de arts (Bulnes, 2003).

| | |
|---|---|
| Geachte collega,<br>Van 10 tot 22 mei jongstleden | Er was eens |
| was bovengenoemde patiënte opgenomen op de afdeling chirurgie, | een lief oud vrouwtje wier zorg mij was toevertrouwd, |
| nadat zij zich op de spoedeisende hulp had gepresenteerd met chronische pijn in epigastrio, | omdat ze vaak buikpijn had |
| postprandiaal en inspanningsgerelateerd. | na het eten en als ze twintig meter liep. |
| De aard van de klachten was in eerste instantie moeilijk te duiden, | Toen ik het zag, dacht ik bij mezelf: 'Wat een onzin, ga toch naar huis.' |
| reden waarom zij ter observatie werd opgenomen. | Maar om een of andere reden heb ik haar toch op laten nemen zonder verder iets te doen. |
| De dag na opname verergerden de klachten | Vreemd genoeg werd de pijn steeds heftiger en begon ze te braken, |
| en werd er een echo van het abdomen verricht. | dus hebben we toch maar wat extra onderzoek aangevraagd. |
| Deze toonde een subtotale occlusie van de mesenterica superior. | Een van de slagaders van de darmen zat zo goed als dicht. |
| Na uitgebreid overleg | Nadat ik behoorlijk op mijn kop had gekregen van de überchirurg, |
| werd besloten tot een exploratie van de buikholte. | wisten we niet hoe snel we die buik open moesten jassen. |
| Tijdens een gecompliceerde operatie werd een trombectomie verricht. | De überchirurg bleef maar vloeken, totdat hij de vernauwing gevonden had en deze weg kon halen. |
| Hiermee ontstond adequate reperfusie van het ischaemische gebied. | Het leek erop dat de operatie succesvol was. |
| Postoperatief herstel verliep voorspoedig. | Ze ging niet dood. |
| Op 22 mei werd patiënte in goede toestand naar huis ontslagen. | Eind goed al goed. |

Nobelprijswinnaar voor de literatuur J.M. Coetzee (2005) verwoordt in één zin hoe het komt dat we elkaar vaak niet begrijpen: 'Er zijn woorden zelf en dan, achter of rond of onder de woorden, is er de bedoeling.' Ondanks dat we ons niet altijd nauwkeurig uitdrukken en we niet precies zeggen wat we bedoelen, gaan we er vaak van uit dat andere mensen ons snappen. We zijn verbaasd, onthutst, boos of geschrokken als we merken dat de ander ons verkeerd heeft begrepen. Soms kan een verkeerd begrepen woord al genoeg zijn voor een conflict. Een 'mooi' voorbeeld hiervan is het verhaal van deze Brabantse wijkverpleegkundige (zuster J.) die vertelt over een ervaring eind jaren veertig van de vorige eeuw (uit: Toon Kortooms, 1988).

*Onwillekeurig zegt men iets, zonder enige bedoeling, dat bij de mensen toch wel wrang overkomt. Zo heerste er tijdens en kort na de oorlog in vele gezinnen schurft. Kinderen zaten dikwijls onder de vlooien, luizen en neten. Dan zeiden de zusters onder elkaar: 'Ik moet daar en daar nog een vuil bolleke gaan doen!' Geen kwaad woord te veel gezegd.*
*Argeloos stapte zuster J. bij een moeder binnen en sprak opgewekt: 'Hebt u ook een jongske met een vuil bolleke!'*
*De moeder ontplofte. Wat de zuster van haar dacht! Zou zij haar kinderen niet goed verzorgen? Het was hier geen achterbuurt! En zo nog veel meer. 'Daar is de deur! Gij komt er hier niet meer in!'*
*Ach, die arme goeie zuster J. voelde zich geslagen en verslagen. De hele dag bleef zij de verwijten van het woedende vrouwtje horen. Inderdaad was het een keurig moedertje. Voortaan zou zij, zuster J., op haar woorden letten.*

Terwijl ik aan dit hoofdstuk werk, februari 2009, hoor ik op de radio een felle discussie tussen de premier en leider van het CDA, Jan-Peter Balkenende, en leden van de oppositie. De aanleiding is een opmerking van de premier dat zijn ambtenaren vrij zijn om allerlei voorstellen aan het kabinet te mogen doen om de overheidsfinanciën die door de kredietcrisis in zwaar weer zijn gekomen, op orde te krijgen. 'In het kabinet gaan we dan de voorstellen van de ambtenaren bepraten en er besluiten over nemen.' De oppositiepartijen vallen de premier flink aan omdat dit volgens hen zou ingaan tegen de belofte van het CDA om tijdens de kabinetsperiode niet te tornen aan de hypotheekaftrek. Alles is volgens de premier nu toch ineens bespreekbaar, alle opties zijn nu toch open? Hoe harder de premier de kwestie rond de hypotheekrenteaftrek ontkent, hoe harder de oppositie over hem heen valt. Wat is er aan de hand? Het woord 'discussie' staat voor de oppositie gelijk aan 'ter discussie stellen'. Voor de oppositie is de hypotheekrente daarmee al bijna gesneuveld. Het CDA daarentegen denkt bij het woord 'discussie' aan 'met elkaar in discussie gaan over ...' waarbij het volgens de grootste regeringspartij slechts om een theoretisch debat gaat. Anders gezegd: er mag door ambtenaren óók over de hypotheekrente gepraat worden, maar elk voorstel dat het kabinet in deze doet, zal geen serieuze kans maken. Je ziet, ook op politiek en hoog academisch niveau kunnen botsingen ontstaan doordat een verschil in interpretatie van bepaalde woorden tot tegengestelde verwachtingen leidt. Verwachtingen die men over en weer zo logisch vindt als wat.

Botsende verwachtingen hebben vaak te maken met de interpretatie van regels, gemaakte afspraken, wetgeving, beloftes of toezeggingen die gedaan zijn. Laatst las ik een interview met een oude Poolse man die, gevraagd naar het geheim van zijn geslaagde huwelijk, zei: 'Toen we trouwden, sprak ik met mijn vrouw af dat ik alle belangrijke beslissingen zou nemen en zij de onbelangrijke. In de veertig jaar dat we getrouwd zijn, heb ik nooit een belangrijke beslissing hoeven nemen.' Grappig, inderdaad. Maar nu serieus: in menig andere relatie zou een ruzie kunnen ontstaan door verschil van mening over wat wel of niet onder een belangrijke of onbelangrijke beslissing verstaan moet worden. 'Ik zou hier toch over beslissen?'

Ook in de zorg zijn er dagelijks kwesties rond regels, wetgeving, afspraken, enzovoorts. Zo zijn artsen verplicht om patiënten voor te lichten over risico's van behandelingen. Tevens zijn ze verplicht de patiënt op alternatieve behandelmogelijkheden te wijzen. Maar moeten ze steeds elke patiënt over álle risico's voorlichten, inclusief de zeldzame? Een feit is dat familieleden vaak boos worden als er zich complicaties voordoen bij behandelingen. 'Waarom zijn we hier niet van tevoren voor gewaarschuwd?' De arts kan dan met reden zeggen: 'Ik zou patiënten onnodig ongerust maken als ik bij elke behandeling alle mogelijke risico's door zou nemen. Het zou de behandeling niet ten goede komen, en het zou me zoveel tijd kosten dat ik niet meer aan behandelen toe zou komen.' Hetzelfde zou hij kunnen zeggen als hij heeft nagelaten alternatieve behandelmogelijkheden te bespreken. 'Ik sta er zeker voor open om deze te bespreken, en doe dit ook, maar pas als een patiënt of familielid er zelf over begint. Meer is vaak niet mogelijk. We hebben vaak maar zeven minuten per patiënt, meer tijd zou de zorg nog duurder maken en dat willen we niet met z'n allen.'

Een derde oorzaak dat onze verwachtingen vaak botsen met die van anderen, is dat ieder van ons een ander stukje van de werkelijkheid ziet. We zijn allemaal net als de vijf blinde mannen in het volgende verhaal:

*Vijf blinde mannen hadden veel verhalen gehoord over olifanten en waren heel benieuwd wat voor dieren het waren. Toen er op een dag een circus met olifanten in de stad was, gingen ze er daarom met zijn vijven meteen naar toe. Aan de oppasser vroegen ze of ze allemaal het dier mochten aanraken. Dat mocht.*
*Een van hen voelde aan de slurf en zei: 'Het lijkt een slang!'*

*Een ander voelde aan de staart en zei: 'Mij doet het meer aan een touw denken.'*
*Een derde raakte een van de oren aan en zei: 'Het is eerder een waaier.'*
*'Nee, het is iets als een pilaar,' zei een vierde, die aan een grote voet voelde.*
*De vijfde, die tegen de massieve rug van de olifant leunde, zei: 'Het lijkt me een muur.'*

Elk van de vijf blinde mannen raakte een ander lichaamsdeel van de olifant aan en zo kwam elk tot een andere conclusie. Dat is het probleem met meningen. Iedereen denkt dat hij het bij het rechte eind heeft terwijl ieder maar een stukje van de waarheid heeft. We realiseren het ons niet altijd dat er meerdere waarheden zijn en dat – net als de vijf blinden – ieder zijn eigen waarheid heeft. Ook al maak je hetzelfde mee als een ander, dan heb je meestal toch twee verschillende verhalen. Nooit mag je dus als vanzelfsprekend aannemen dat je wel weet wat in de ander omgaat of hoe hij de werkelijkheid beleeft.
Zelfs als je het met iemand eens bent over de feiten, kun je toch van mening verschillen. Waarom? Omdat dezelfde feiten voor jou een andere betekenis kunnen hebben en daarom aanleiding geven tot andere verwachtingen. Een voorbeeld ontleend aan de film Annie Hall, waarin de hoofdpersoon Alvie Singer (het alter ego van de regisseur Woody Allen) klaagt:

*'We hebben nooit seks.'*
*'We hebben voortdurend seks,' zegt zijn vriendin.*
*'Hoe vaak hebben jullie seks?' vraagt de therapeut.*
*'Drie keer per week,' antwoorden ze in koor.*

De man vindt dat ze vaker dan drie keer per week seks moeten hebben, mogelijk zelfs elke dag. De vrouw vindt drie keer per week veel te veel en meent wellicht dat een keer per week voldoende is.
Deze dialoog uit Annie Hall vormt een mooi opstapje naar de vierde oorzaak van het vaak gefrustreerd raken in onze verwachtingen: verschillen in waarden en normen. Vaak gaan we er al te gemakkelijk van uit dat wat wij belangrijk vinden net zo belangrijk is voor de ander. Veel conflicten tussen man en vrouw vinden hun oorsprong hierin. Veel vrouwen willen bijvoorbeeld graag iets uitpraten. Heel wat mannen vinden zulke gesprekken al snel 'gezeur'. Een tweede voorbeeld: over het algemeen willen vrouwen bij het afscheid nog

heel wat bespreken, mannen daarentegen nemen liever via een paar woorden afscheid en staan op de klok te kijken als hun vrouw maar doorgaat met afscheid nemen.

Verschillen in waarden tussen professionals en familieleden kunnen ook in de zorg aanleiding zijn tot onbegrip en botsingen. Lees het volgende voorbeeld (naar: Margo Trappenburg, 2008):

> Meneer Molenaar is zwaar dement en woont al jaren op de psychogeriatrische afdeling van een verpleeghuis. Het personeel in het verpleeghuis vindt dat meneer Molenaar zo veel mogelijk met rust gelaten wil worden; zij zouden hem het liefst in soepele kleding (trainingspak?) in zijn rolstoel laten zitten. Meneer Molenaar lijkt niet veel trek meer te hebben in eten en drinken. De verpleeghuisarts en de verzorgenden dringen hem daarom geen voedsel op. Mevrouw Molenaar is het niet eens met het verpleeghuis. Zij vindt dat haar man (die vroeger een echte heer was) dagelijks nette kleren aan moet krijgen: een gestreken overhemd, een colbert, een stropdas en gepoetste schoenen. Mevrouw Molenaar zou het liefst zien dat iemand de hele dag naast haar echtgenoot zit, en erop toeziet dat hij voldoende voedsel en vocht binnen krijgt. Nu niemand van het personeel daartoe bereid is, neemt zijzelf deze taak op zich.

Wie heeft het bij het juiste eind? Mevrouw Molenaar? Het verpleeghuis? Geen van beide partijen gaat de strijd aan, maar van twee kanten is er sprake van ongenoegen. Er hoeft maar weinig te gebeuren of er ontstaat een conflict waarbij de emoties hoog oplopen.

De vijfde en laatste oorzaak van botsende verwachtingen heeft te maken met verschillen in kennis. Heel vaak beschik je als professional over meer medische of verpleegkundige kennis dan de familie. Dat kan ook niet anders: je hebt niet voor niets jaren zitten blokken om je opleiding te halen. Je gaat ervan uit dat familieleden hun naaste juist aan jou toevertrouwen vanwege je knowhow. Toch ontstaan er meningsverschillen.
Een voorbeeld.

> Een verpleegkundige die werkt in een kleinschalige woonvorm voor dementerende ouderen:
> 'Het komt voor dat we kritiek krijgen van de familie omdat we een bewoner in bed laten liggen. We doen dit dan niet uit gemakzucht maar omdat de bewoner het niet meer aankan om op te zijn. We vergeten wel eens om dit de familie te vertellen voordat deze de afdeling binnenkomt. Dan komen ze toch anders binnen. Maar ook als we het wel van tevoren vertellen, kan het fout gaan. Want het is ook wel eens voorgekomen dat de familie het dan niet met ons eens was en hevig tekeerging. De familie dacht dan positiever over de conditie van de naaste en was bang dat door het in bed laten liggen zijn of haar conditie zou verslechteren.'

Behalve dat je extra kennis hebt die samenhangt met je beroep, weet je meestal ook meer over de gang van zaken in je instelling dan een familielid. De verpleegkundige van de spoedeisende hulp waarmee dit hoofdstuk opende, wist bijvoorbeeld dat ze niet meteen een arts kon roepen omdat deze met een reanimatie bezig was. Ze koos ervoor dit niet tegen de dochter te zeggen omdat deze anders mogelijk extra ongerust zou worden.

Soms zul je iets ook niet aan de familie vertellen omdat je zelf zo vertrouwd bent met de gang van zaken op het werk dat je er niet bij stilstaat dat een buitenstaander er niet van op de hoogte is. Of je vertelt het niet omdat je denkt dat een collega het al verteld heeft. Het is niet zo dat jij als professional altijd meer weet dan de familie. Ik vertel je niets nieuws als ik zeg dat jij weliswaar vaak meer weet van de ziekte of aandoening van de patiënt, maar dat de familie in de regel meer weet van de persoon achter de ziekte: van zijn levensgeschiedenis, zijn voorkeuren, wensen, angsten, karakter en bijbehorende 'gebruiksaanwijzing'. Als het om een chronische aandoening gaat waaraan iemand al lang lijdt, heeft de familie soms zelfs meer medische of verpleegkundige kennis dan de gemiddelde professional en moet de familie de professional voorlichten of wijzer maken. Als de familie merkt dat jij of je instelling minder weet dan zijzelf, kan daarover bij de familie wrevel ontstaan. Vaker nog ontstaat er irritatie bij de familie als die merkt dat jij en je collega's geen gebruik maken van hun kennis over de naaste. Zoals deze zoon waarvan de moeder in het verpleeghuis is opgenomen (uit: Cyrille Offermans, 2006):

De bewoners komen hier binnen als tachtig- of negentigjarige, niettemin worden ze meestal behandeld alsof ze geen verleden hebben. Ik heb maar een paar verpleegsters meegemaakt die mijn moeder, ondanks alles, als individu zagen, als iemand met een eigen geschiedenis en met specifieke uitdrukkingsvormen.

Een van hen was afkomstig uit Polen en – waarschijnlijk niet toevallig – de dochter van een traditionele kleine boer. Zij vertelde dat ze als kind geleerd had dat alle kippen, varkens en koeien hun eigen, onverwisselbare geluiden maakten als ze pijn of honger hadden, onrustig of woedend waren, en ook als ze opgewekt en uitgelaten waren. Ze had geleerd die geluiden precies te onderscheiden. Dat kwam haar nu goed van pas, zei ze, want de bewoners van dit tehuis waren ook niet meer in staat hun emoties onder woorden te brengen, of hoogstens in verknipte vorm, maar als je goed oplette kon je ze van hun gezichten lezen of uit hun dierachtige geluiden opmaken.

Het verbaasde me dan ook niet – hoewel, in eerste instantie verbaasde het me wel degelijk – dat juist deze Poolse vrouw al bij de tweede keer dat ik haar zag niet alleen gedetailleerd op de hoogte was van de nodige biografische gegevens van mijn moeder waar de anderen nooit naar hadden getaald, maar dat ze ook nieuwsgierig was naar meer. Ze had haar kennis opgedaan uit een plakboek dat we voor mijn moeder hadden gemaakt. Daarin hadden we haar directe omgeving, haar kinderen en kleinkinderen en hun respectievelijke huizen via foto's in beeld gebracht, en die vervolgens met grote computerletters voorzien van de verklarende bijschriften.

Wij hoopten dat de verpleegsters daar af en toe samen met haar in zouden bladeren. Dan zouden ze misschien iets van het thuisgevoel dat dit familiealbum voor mijn moeder moest oproepen in de veranderde omstandigheden van het tehuis tot leven kunnen wekken. Maar de Poolse was de eerste en bleef de enige die op die uitnodiging inging. En erg lang heeft mijn moeder ook niet van haar belangstelling mogen genieten. Na een week of twee was ze spoorloos verdwenen, de Poolse. Navraag leverde niet meer op dan dat ze hier toch niet kon aarden.

## 1.6 Tot slot

Je ziet, botsende verwachtingen hebben diverse oorzaken. Miscommunicatie door taal, verschil in interpretatie van regels, gemaakte afspraken of gedane beloftes, een andere waarneming van de werkelijkheid, normen en waarden die niet parallel lopen en ten slotte: verschillen in kennis. Dat alles kan zorgen voor verstoringen in de relatie tussen jou en de familie. Het is bijna een wonder te noemen dat het tussen familieleden en professionals – en tussen mensen in het algemeen – veel vaker goed dan fout gaat en dat er niet méér conflicten zijn.

En dan te bedenken dat de opsomming van oorzaken niet eens uitputtend was. Een heel belangrijke oorzaak noemde ik nog niet: verschillen in hoe de familie haar eigen rol ziet en hoe jij als professional haar rol ziet. De familie kan zichzelf bijvoorbeeld zien als mededeskundige en verwachten dat jij als professional haar ook zo ziet en behandelt, terwijl jij de familie eerder ziet als een medepatiënt die zelf zorg en aandacht nodig heeft. Ik noemde deze laatste oorzaak voor spanningen tussen familie en professional met opzet niet. Ik besteed er graag uitgebreider aandacht aan, en wel in het laatste hoofdstuk. Daarin zal ik proberen te laten zien dat juist het expliciteren van verschillen in hoe de familie haar eigen rol ziet en hoe de instelling tegen de rol van de familie aankijkt, een zeer bruikbaar kader vormt om heel wat kritiek van familie te voorkomen.

Let wel, veel kritiek van familie is te voorkomen, maar het is een illusie om te denken dat dit altijd kan. Gelukkig is kritiek op zich geen reden voor zorg, laat staan voor paniek. Als je er adequaat op reageert, zal kritiek zelden of nooit uitmonden in een conflict. Hoe je dit kunt doen, ga ik nu bespreken.

# 2 Drie manieren van reageren

## 2.1 Inleiding

's Werelds beroemdste kok, Jamie Oliver, is op tv. Hij is op reis door Italië. In plaats van anderen te leren koken, krijgt hij nu zelf les. Van Italiaanse koks. Aan het eind van het programma vraagt hij aan de koks die hem iets nieuws hebben geleerd en aan de klanten die zijn gerecht nuttigen schriftelijke feedback. Hij neemt alle evaluaties snel door en gooit driekwart meteen in de oven. 'Dit zijn allemaal complimenten, daar heb ik niets aan. De andere bevatten puntjes van kritiek. Die ga ik goed lezen, daar kan ik van leren.'

Is dit het geheim van Jamie, vroeg ik me meteen af. Is hij zo goed omdat hij van kritiek wil en kan leren? Laten we eerlijk zijn, de meesten van ons zijn geen Jamies. Wij mensen zijn dol op complimenten en vinden kritiek niet fijn. Kritiek is een aanval op ons zelfbeeld. Daarom diskwalificeren we kritiek graag met opmerkingen als: 'Ik kan heel goed tegen kritiek, maar dan moet die wel opbouwend zijn.' En: 'Je moet wel bewijzen wat je zegt en met betere voorbeelden komen.'

We zijn geneigd om bij kritiek onszelf te gaan verdedigen. En werkt dit? Nee, zelden. De ander gaat nog meer zijn best doen om ons van zijn gelijk te overtuigen. Hij gaat zijn kritiek nog wat zwaarder aanzetten. Hij wil geloofd worden, serieus genomen worden. Met als gevolg dat jij je nog feller gaat verdedigen. Je gaat argumenten aandragen. Helaas. Met argumenten kun je kritiek zelden of nooit pareren. Met argumenten overtuig je maar één partij. Jezelf.

Van jongs af aan leren we allemaal om op kritiek te reageren. Als peuter al kregen we kritiek van onze ouders, en, of we wilden of niet, we reageerden daarop. Ook als we niets deden, reageerden we. Niets doen was meestal zelfs onze meest heftige reactie: we negeerden gewoon wat mama of papa zei. Sommigen van ons kregen mogelijk zelfs al kritiek toen ze nog baby waren. Zo herinner ik me dat mijn moeder, die haar twaalf kinderen allemaal bijna een jaar lang borstvoeding gaf, mijn jongste broertje van schrik weleens bestraffend toesprak als hij haar in haar tepel beet. Onderzoek heeft uitgewezen dat meer dan de helft van wat moeders tegen hun peuters en kleuters zeggen, onder de noemer 'kritiek' te rangschikken valt. De hele dag door laten moeders hun kind weten dat het iets doet wat niet mag. Leerkrachten van groep 1 en 2 doen dat ook. Ieder van ons heeft zijn favoriete manier van omgaan met kritiek. De basis hiervan is al vroeg aangeleerd, in onze jeugd. Als we boos zijn of ons boos laten maken, vallen we terug op deze aangeleerde manieren, onze automatismen.

## 2.2 Drie manieren van reageren

De drie meest toegepaste en reeds vroeg aangeleerde manieren om te reageren op kritiek zijn: de ander ook bekritiseren (terugslaan), toegeven of de ander gelijk geven, en vluchten of het contact verbreken. Over elk van deze drie manieren zal ik nu wat meer zeggen.

### Terugslaan

Een heel natuurlijke reactie op kritiek is de ander een koekje van eigen deeg geven. Je gaat op zoek naar iets waar je de ander op kunt bekritiseren. Zoals dat ook heel vaak gebeurt in partnerrelaties. Bijvoorbeeld in deze dialoog:

> Vrouw: 'Je bent alweer vergeten de vuilniszak buiten te zetten.'
> Man: 'Alsof jij nooit wat vergeet. Gisteren nog moest ik je er voor de tweede keer aan herinneren dat je je paspoort moet verlengen, omdat we anders volgende week niet op vakantie kunnen.'

Terugslaan na het krijgen van kritiek zien we al bij kleuters. Soms is het zelfs letterlijk terugslaan. Misschien heb je weleens in een supermarkt, winkelstraat, pretpark of op een familiefeestje gezien dat een kleuter zijn moeder sloeg toen zij het kind terechtwees of een standje gaf.

Als een familielid van een patiënt kritiek op jou uit, zul je de tactiek van het direct terugslaan, zoals die in intieme relaties wordt toegepast, niet zo snel toepassen. Je realiseert je ook wel dat je dan de relatie met het familielid op het spel kunt zetten. Dit wil niet zeggen dat professionals nooit terugslaan naar kritische familieleden. Mogelijk heb je het zelf ook weleens gedaan. Maar wel iets subtieler dan je binnen intieme kring zou doen. Bijvoorbeeld door je te bedienen van de veel gekozen tactiek waarbij je kritiek beantwoordt met een algemene waarheid. Bijvoorbeeld: 'Mevrouw, we vergeten allemaal toch weleens wat?' De boodschap die je niet expliciet uitsprak maar wel goed hoorbaar liet doorklinken, was dan: 'U vergeet zelf toch ook weleens wat?' Ook de zin: 'Waar gehakt wordt, vallen spaanders,' laat zich zo interpreteren. Reageren met algemene waarheden is vaak een vorm van vijandigheid.

Het is duidelijk dat de aanval zoeken en terugslaan een harde strategie is. Bedenk dat familieleden die u hard bekritiseren en daarbij grove taal niet schuwen, vaak juist goed zijn in deze strategie. Ze zijn hier meestal goed mee vertrouwd en zijn op dit terrein niet zo goed te verslaan.

Een ander groot nadeel is dat een overwinning die je zo boekt, vaak een pyrrusoverwinning zal blijken te zijn. Niet alleen de relatie met de betreffende familie zal er vaak schade van ondervinden, maar ook die met andere families. Want zoals ik in het voorwoord al schreef, zullen familieleden die ontevreden over je zijn dit vaak doorvertellen aan anderen. Met name aan mensen die in hetzelfde schuitje zitten als zijzelf: de andere familieleden.

### Toegeven

Het tegenovergestelde van vechten of terugslaan is toegeven: het familielid gelijk geven en doen wat het van je vraagt. Het voordeel van deze strategie is dat je de relatie met het familielid goed houdt. Je krijgt geen twistgesprek of ruzie.

Maar zoals geldt voor elke strategie, zitten ook aan deze nadelen. Anders gezegd, steeds maar aardig zijn is niet altijd het beste antwoord. Toegeven geeft je vaak geen goed gevoel. Zeker als je moet constateren dat je de ander beloont voor zijn geklaag of gemopper. Bovendien bezorgt het je de reputatie iemand te zijn 'met zwakke knieën'. Sommige collega's kunnen ook boos op je worden omdat je door te zwichten hún juist het stempel geeft onaardig te zijn als zij in soortgelijke situaties juist de rug recht houden.

Vaak geven we toe omdat we ons hebben laten intimideren, en maken we onszelf wijs dat dit de laatste keer was. Al te vaak komt het familielid echter later nog eens terug om over iets anders 'te zeuren'. Waar je dan ook weer aan toegeeft.

### Vluchten of contact verbreken

Een derde reactie op kritiek is vluchten of het contact verbreken. Een voorbeeld hiervan is dat je tegen je leidinggevende zegt: 'Ik kan met dit familielid niet uit de voeten, het klikt niet. Kun je deze cliënt overdragen aan een collega, zodat ik ervan verlost ben? Ik trek het gewoon niet.' Als je in teamverband op een afdeling werkt, kun je ook op een andere manier het contact verbreken, namelijk door ervoor te zorgen dat je steeds onbereikbaar bent als het bewuste familielid in je blikveld verschijnt. Je vlucht achter je pc, de telefoon of een patiëntendossier.

In het gewone menselijke verkeer kan het een goede optie zijn om het contact te verbreken als je samen niet verder komt of als je het gevoel hebt dat je meer in iemand investeert dan je ervoor terugkrijgt. Vriendschappen zijn mede om die reden ook lang niet altijd een lang leven beschoren. Contacten met familieleden van cliënten verbreken of voor hen vluchten is echter niet altijd bevredigend. Als je het doet, krijg je mogelijk last van zelfverwijten omdat je je collega's voor jou de kolen uit het vuur laat halen. En vluchten kan ook in het nadeel zijn van je cliënt. Deze komt dan tussen twee vuren te zitten: voor wie moet hij nu kiezen, voor jou of voor het betreffende familielid?

Kortom, in de hulpverlening is het contact verbreken vanwege het krijgen van kritiek niet altijd de beste strategie.

Ik zal je in de volgende hoofdstukken negen strategieën aanreiken om effectief met kritiek van familie om te gaan. Met sommige strategieën ben je al vertrouwd. Die bespreek ik daarom maar kort. Bij de strategieën waarvan ik vermoed dat je ze niet (goed) kent, sta ik uitgebreider stil.

Bij iedere strategie vind je oefeningen of opdrachten. Het is de bedoeling dat je deze steeds nauwgezet doet. Alleen door zelf met de strategieën aan de slag te gaan, leer je ze toepassen.

Ik heb lang geaarzeld of ik deze strategieën tezamen niet een stappenplan zou noemen, een stappenplan om met kritiek om te gaan. Dat ik ervoor gekozen heb dat niet te doen, heeft twee redenen. De eerste is dat je de strategieën niet altijd allemaal nodig zult hebben. Soms kun je met vier of vijf strategieën volstaan. De tweede reden is dat het geen must is om in alle gevallen de strategieën in de hier beschreven volgorde te gebruiken. Soms kun je bijvoorbeeld met strategie 3 (aandacht schenken aan gevoelens van de familie) beginnen en dan pas strategie 1 inzetten. Later, in hoofdstuk 12, kom ik nog wat uitgebreider te spreken over de toepassing van de strategieën en over de volgorde waarin je ze kunt toepassen. Een en ander spreekt dan meer voor je omdat je dan ook weet wat de diverse strategieën inhouden.

## 2.3 De negen strategieën van omgaan met kritiek – enkele tips vooraf

Ik begin met de belangrijkste tip. Je kunt alleen met kritiek omgaan als je oprecht geïnteresseerd bent in een familielid. Ja, ook als het om een familielid gaat waar je moeite mee hebt. Als professional sta je steeds voor de opdracht om mensen te accepteren zoals ze zijn, inclusief hun eigenaardigheden en tekortkomingen. Als je heel defensief het gesprek ingaat en vooral bezig bent met de vraag hoe je het gesprek zo snel mogelijk kunt beëindigen, dan zal het gesprek niet veel zoden aan de dijk zetten.

Zoek, zodra een familielid je aanspreekt en je in de gaten krijgt wat het doel van het gesprek is, altijd een omgeving waarin jullie je allebei veilig voelen. Verzoek het familielid met je mee te gaan naar een plek waar je rustig kunt praten, niet gestoord wordt door anderen en anderen ook niet mee kunnen luisteren. Vraag het familielid dus mee te gaan naar je kantoor, een spreekkamer of een andere kamer die op dat moment beschikbaar is. Vraag hem of haar te gaan zitten. In zittende positie is het veel moeilijker om in boosheid uit te barsten. Zorg ervoor dat er geen barrière, zoals een bureau, is tussen jou en het familielid, maar probeer in een hoek van negentig graden naast het familielid te gaan zitten. Bijvoorbeeld door allebei aan een hoek van een tafel plaats te nemen.

Als een familielid je belt om kritiek te uiten, verzoek het dan vriendelijk om naar je kantoor te komen: 'Ik zou het erg op prijs stellen als u naar mijn kantoor zou komen. Ik wil graag zorgvuldig met u bespreken wat u dwarszit.'

Probeer tijdens het gesprek rustig en kalm te blijven en straal dit uit via je lichaamshouding, je gezichtsexpressie en de manier waarop je praat. Ga niet harder praten dan gewoonlijk. Reageer op boosheid beslist niet met boosheid, maar blijf rustig. De methode die ik ga beschrijven, werkt niet als je niet let op de toon waarop je de dingen zegt. De toon is nog belangrijker dan wat je zegt, zoals uit deze tekst blijkt (Jacobs & Jacobs, 2005):

*De toon*
*Het is niet wat je zegt,*
*maar de manier waarop je het zegt.*
*Het zijn niet de woorden die je spreekt,*
*maar de toon die je aanslaat.*
*'Kom hier!' zei ik fel.*
*En het kind begon te huilen en dook ineen.*
*'Kom hier,' zei ik.*
*En het hing aan mijn been.*
*Woorden kunnen lief zijn*
*en de toon scherp als een spies.*
*Woorden kunnen zo zacht zijn als een zomerse bries.*
*Maar de toon breekt mijn hart.*
*Want woorden komen uit het verstand,*
*komen voort uit studie en kunst.*
*Maar de toon komt uit het hart*
*en toont een gevoel.*
*Of je het nu weet of niet,*
*Je kunt vreugde veroorzaken of verdriet.*
*Zachtheid, aardigheid, liefde en haat,*
*het is er allemaal, ook nijd en kwaad.*
*Waarom zou je ruzies niet vermijden*
*een eind maken aan dit lijden?*
*Zeg geen boze dingen*
*maar laat je stem zingen.*

In hoofdstuk 12 zal ik nog wat tips geven om rustig en kalm te blijven en de goede toon te bewaren.

De methode die nu volgt, komt erop neer dat je probeert echt in gesprek te gaan en de ander probeert te begrijpen.

# 3 Strategie 1 – Het familielid ontwapenen

*'Je kunt geen duisternis met duisternis verdrijven, alleen met licht.'*
(Martin Luther King)

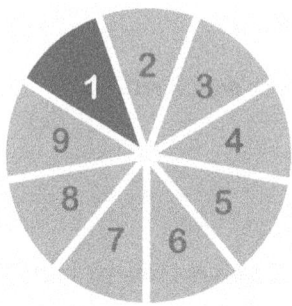

## 3.1 Inleiding

Probeer je eens de laatste keer voor de geest te halen dat je iemand bekritiseerde. Herinner je je nog op wat voor reactie je toen hoopte? Hou het antwoord op deze vraag even vast, verderop kom ik erop terug.
Ik wil je namelijk eerst nog tijd vragen voor het volgende gedachte-experiment.
Stel dat je als verpleegkundige in een psychogeriatrisch verpleeghuis werkt en dat een dochter van een dementerende bewoonster naar je toekomt en je bekritiseert. De dochter zegt dat haar dementerende moeder veel te weinig persoonlijke aandacht en zorg krijgt van jou en je collega's. Als voorbeeld geeft ze dat jullie haar moeder vaak te lang laten wachten voordat ze naar de wc gebracht wordt. Je vindt dat deze dochter te veeleisend is. Je bent ervan overtuigd dat de bewuste moeder niet minder zorg ontvangt dan de andere patiënten. Je denkt ook dat deze dochter een schuldgevoel heeft omdat ze haar moeder heeft laten opnemen en daarom het verpleeghuis nu overvraagt. Het liefst zou je de dochter willen zeggen

dat ze meer vraagt dan welk verpleeghuis dan ook kan bieden, maar je bent bang dat dit averechts uit zal pakken en dat de dochter dan nog bozer wordt. Je beseft dat de dochter meent dat haar kritiek terecht is en daarom niet open staat voor een andere visie. Maar nogmaals: volgens jou heeft ze geen gelijk. Hoe te reageren zonder een scène te krijgen en mevrouw (nog meer) tegen je in het harnas te jagen?

## 3.2 De ander gelijk geven

Ik opende dit hoofdstuk met de vraag of je je nog kunt herinneren wat je wilde bereiken toen je de laatste keer kritiek op iemand had. Het antwoord is hoogstwaarschijnlijk dat je wilde dat de ander je gelijk gaf. Je wilde dus hetzelfde als de dochter in het gedachte-experiment van zojuist. Welnu, als we kritiek leveren op een ander, willen we dat allemaal. Zeker als we onze kritiek wat hebben opgepot en boos zijn.

De eerste strategie van omgaan met een kritisch familielid houdt in dat je deze persoon gelijk geeft. Je doet dus wat het familielid het liefst van je wil. Mogelijk denk je nu: 'Vooruit, als iemand gelijk heeft, dan ben ik niet te beroerd om dat te erkennen. Daar houdt het echter mee op. Als iemand geen gelijk heeft, dan pieker ik er niet over om hem gelijk te geven. Dan zou ik zowel de ander als mezelf voor de gek houden. Ik zou mezelf ook te kort doen.' Ik zou nu bijna antwoorden: 'Je hebt gelijk,' maar ik zeg wat anders. Ik bedoelde zojuist niet te zeggen dat je het familielid helemáál gelijk moet geven, maar een beetje. Ongeacht hoe onredelijk de kritiek je ook lijkt, doe je je best er een zweem van waarheid in te ontdekken. Hoe je dat kunt doen, dat vertel ik dadelijk. Eerst wil ik nog iets meer zeggen over het waarom van deze 'techniek'.

Als je instemt met de ander en de neiging weerstaat om te redetwisten of jezelf te verdedigen, haal je meteen de wind uit de zeilen van de ander. Het effect ervan is dat de ander meteen kalmeert. Hij of zij zal zich gehoord voelen en daarna meer openstaan voor jouw standpunt. Het familielid in bepaald opzicht gelijk geven, biedt een opening voor een echt gesprek, een gesprek waarbij het familielid en jij echt naar elkaar luisteren.

Stel je voor dat je niet deze weg kiest maar de weg die we allemaal van nature kiezen en als niet gekunsteld ervaren: gaan argumenteren en de ander proberen te overtuigen van zijn ongelijk. Probeer je

de laatste keer eens voor de geest te halen dat je met redeneren erin slaagde een boos familielid te laten capituleren. Waarschijnlijk is dat al lang geleden. Het komt namelijk maar zelden voor dat iemand zich door het aanhoren van tegenargumenten laat overtuigen van zijn ongelijk en zijn kritiek inslikt. De grote Chinese wijsgeer Lao Tse wist het al: 'Wie zichzelf rechtvaardigt, overtuigt niet.'
Er is een psychologische wet – de zogenaamde wet van het tegendeel – die zegt dat met een ander in discussie gaan er slechts voor zorgt dat de ander juist meer in zijn gelijk gaat geloven. Voor alles wat tegen hem wordt ingebracht gaat hij zelf weer tegenargumenten bedenken die de bunker van het eigen gelijk nog verstevigen. Door meteen de kritiek van een familielid tegen te spreken, lever je in zijn ogen juist het bewijs dat de kritiek terecht is.
Mensen hebben een grondige hekel aan zinnetjes als de volgende:
Wat je zegt, klopt niet.
Je hebt ongelijk.
Hoe kom je erbij?
Het is anders gelopen.
Dat meen je niet.
Ik kan het niet geloven.
Wat? Heel zeker niet.

Een andere psychologische waarheid is dat iemand overtuigen niet via het hoofd of de weg van de rede gaat, maar in eerste instantie via het hart. Kies daarom deze laatste weg. Stel je voor dat je door iemand onder schot wordt gehouden en concentreer je er eerst op hoe je de ander kunt ontwapenen of ervoor kunt zorgen dat hij uit zijn bunker stapt. De eenvoudigste manier is om de ander op een bepaald punt gelijk te geven. Ik geef een voorbeeld.
Stel dat ik je zojuist over deze methode verteld had en dat je dan tegen mij zou zeggen: 'Ik sta wantrouwend tegenover deze communicatietechniek. Ik denk dat hij bij mij niet werkt.'
Wat zou ik tegen jou kunnen zeggen? Hoe zou ik kunnen antwoorden met behulp van de ontwapeningstechniek 'gelijk geven'?
Antwoord: ik zou kunnen zeggen: 'Je hebt helemaal gelijk om er wantrouwend tegenover te staan. Het is een manier van reageren die tegen onze menselijke natuur ingaat. Ik zou het fijn vinden als je me in eigen woorden zou kunnen vertellen waarom je denkt dat deze methode voor jou niet werkt.' Zie je het voordeel van deze reactie? Er zit bijna altijd wel wát waarheid in wat de andere per-

soon zegt. Als ik het met jou eens ben, zal het moeilijk voor je zijn om het meningsverschil in stand te houden.

Misschien heb je nu een bepaald familielid in gedachten en wil je deze ontwapeningstechniek (een waarheid zoeken in wat de ander zei en daarmee instemmen) niet toepassen omdat een stem in je schreeuwt: 'Ik heb gelijk en ik heb het recht om mezelf te verdedigen!' Als je toegeeft aan deze stem, ben je overgeleverd aan een nergens toe leidende, frustrerende strijd. Ik vertel je niets nieuws, want de kans is groot dat je hier al ervaring mee hebt. De strijd aangaan met iemand die kritiek op je heeft, werkt bijna nooit. De kloof tussen jou en de ander wordt er alleen maar groter door. Als je een familielid in een bepaald opzicht gelijk geeft, kom je plots veel dichter bij elkaar. Je kunt weer gewoon met elkaar praten. Alle kans dat het familielid ook in jouw verhaal of mening geïnteresseerd zal raken.

Een eerste voorbeeld.

> Ik begon dit hoofdstuk met het voorbeeld van de dochter die jou bekritiseert omdat haar moeder in het verpleeghuis te weinig aandacht zou krijgen en te lang moet wachten als ze naar de wc moet. Hoe zou je deze dochter kunnen ontwapenen? Je zou kunnen zeggen: 'U hebt gelijk dat we uw moeder minder aandacht geven dan u zou willen. En wat dat wachten betreft als ze naar de wc moet, ook daarin hebt u gelijk: als je naar de wc moet is elke seconde die je moet wachten er een te veel.' Zie je de waarde van deze reactie? Als je toegeeft dat moeder minder aandacht krijgt dan de dochter zou willen, zal de dochter het gevoel hebben gerespecteerd te worden. Als je er de zin aan toevoegt: 'We vinden als verpleegkundigen dat we uw moeder en de andere bewoonsters minder aandacht geven dan we zelf zouden willen,' dan zal de dochter helemaal voelen dat er naar haar wordt geluisterd. Je deelt dan met haar het gevoel van machteloosheid. Met de zin: 'We geven uw moeder en de andere bewoonsters minder aandacht dan we zelf zouden willen,' beschuldig je niemand, ook niet je eigen instelling. Als verpleegkundige, als familielid, als instelling heb je namelijk altijd het gevoel dat je een bewoner of patiënt liefst wat meer aandacht zou willen geven. Het is hetzelfde gevoel van tekortschieten dat bijna alle ouders ten opzichte van hun kleine kinderen hebben. Het is ook hetzelfde gevoel

dat familieleden die thuis een dementerende naaste verzorgen, dagelijks hebben.

Een tweede voorbeeld.

Stel dat je wijkverpleegkundige bent en een familielid tegen je zegt: 'Je bent altijd te laat en ik heb er genoeg van om op jou te wachten.' Hoe zou jij het familielid kunnen ontwapenen? Probeer zelf eerst het antwoord te bedenken voordat je verder leest. Als je dit doet, zul je meer van dit boek leren.
Je zou kunnen zeggen: 'Het is waar. Ik ben te laat en als ik in uw schoenen zou staan, zou ik denk ik ook boos zijn.' Je eerste impuls is hier waarschijnlijk dat je je wilt verdedigen. Bijvoorbeeld zo: 'Dit is pas de tweede keer deze maand. Bovendien, u weet ook dat ik soms te laat ben door oorzaken waar ik niets aan kan doen, zoals een file of een cliënt die plotseling achteruit is gegaan en daarom meer zorg nodig heeft.' Als je zo reageert, is de kans groot dat het familielid nog bozer wordt. Jouw boodschap is immers: 'Denk eerst eens na voordat u kritiek uit. U hebt niet het recht om zoiets tegen me te zeggen.' Zolang mevrouw niet het gevoel heeft dat je haar frustratie begrijpt, zal ze niet openstaan voor je argumenten.

Nog een voorbeeld.

Stel je opnieuw voor dat je als verpleegkundige in een psychogeriatrisch verpleeghuis werkt. Een familielid komt met rood aangelopen gezicht naar je toe en zegt: 'Ik hoorde zojuist van een vrijwilligster dat mijn moeder vanochtend is gevallen. Waarom is mij daar niets van verteld?! Mijn moeder had haar heup kunnen breken!'
Laten we veronderstellen dat jij erbij was toen deze bewoonster viel. Je eerste impuls is: zeggen dat patiënten met een gevorderde dementie nu eenmaal fragiel zijn en dat ze daarom een grote kans lopen om te vallen. Je wilt eraan toevoegen dat vallen alleen maar te voorkomen is door moeder op haar stoel of in haar bed vast te binden, maar dat haar gezondheid dan juist zienderogen achteruit gaat en dat ze dan ook veel minder

kwaliteit van leven heeft. En ook wil je nog kwijt dat haar spieren en botten dan heel snel zwakker worden, met als gevolg dat als moeder dan eens een keer loopt, ze veel sneller valt en iets zal breken. Ten slotte wil je de dochter ook laten weten dat je het haar wel had willen zeggen, maar dat je het zo druk had dat je er nog geen tijd voor gevonden hebt. Je verzwijgt dat de belangrijkste reden was dat je juist bang was voor een felle reactie van haar en dat je juist een scène zoals waar je nu middenin zit, wilde voorkomen.

Je geeft echter niet toe aan je eerste impuls, maar wilt de ontwapeningstechniek van 'ergens gelijk in geven' toepassen. Wat zeg je? Denk weer zelf eerst na voordat je verder leest.

Je zou als volgt kunnen reageren: 'U hebt gelijk. Uw moeder is gevallen en dat had ik u meteen moeten vertellen. Ik kan me goed voorstellen dat u geschrokken bent.' De kans is heel groot dat het familielid meteen kalmer wordt en weer openstaat voor wat jij wilt zeggen.

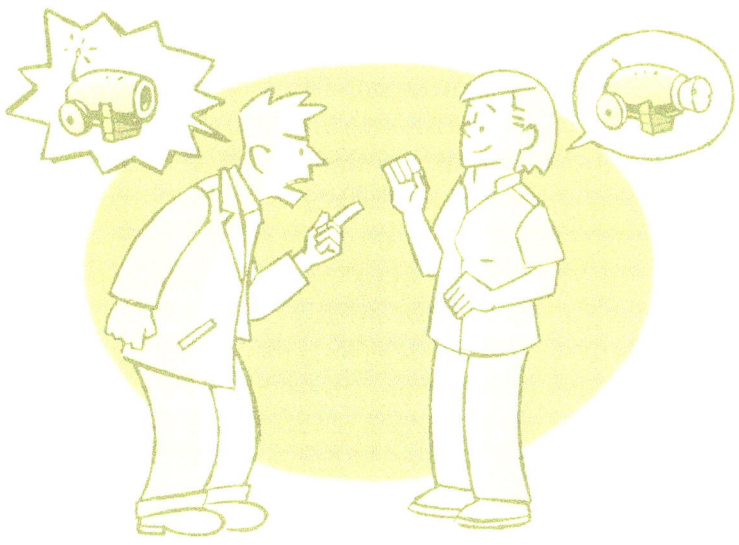

Als je de ontwapeningstechniek gebruikt, moet je wel menen wat je zegt. Dat geldt overigens niet alleen voor deze methode, het gaat op voor alle technieken die je toepast. Zoals jij anderen beoordeelt op oprechtheid, zo beoordelen anderen jou ook.

De eerste paar keren dat je de methode toepast, zal het gesprek voor je gevoel wel wat gekunsteld of gemaakt overkomen. Dat is onvermijdelijk. Het is ook een teken dat je iets nieuws aan het leren bent. Als je de methode vaak toepast, zul je merken dat het iets van jezelf wordt. Het ongemakkelijke gevoel van het begin is dan verdwenen.

Je kunt jezelf over de drempel halen om deze ontwapeningstechniek toe te passen door steeds voor ogen te houden wat in hoofdstuk 1 stond, namelijk dat er niet één waarheid is. Als je je deze basishouding of filosofie eigen hebt gemaakt, zul je altijd wel een punt van overeenstemming vinden, hoe onlogisch of onterecht de kritiek van de ander je misschien ook voorkomt.

Een laatste voorbeeld.

> Deze keer een privé-ervaring, dus niet als hulpverlener, maar als familielid.
> Op zijn achtenvijftigste kreeg mijn vader de ziekte van Parkinson. Enkele jaren later kwam daar ook nog dementie bij. Op zijn tweeënzeventigste was vader zo hulpbehoevend dat het niet langer mogelijk was hem thuis te verzorgen. Opname in een verpleeghuis was onvermijdelijk. Tijdens mijn opleiding psychogerontologie had ik diverse Amerikaanse studies gelezen waarin stond dat patiënten met Parkinson die in een psychogeriatrische instelling worden opgenomen, heel vaak overlijden ten gevolge van uitdroging omdat ze te weinig hulp krijgen bij het drinken. Wij, dit wil zeggen mijn moeder en broers en zussen, kwamen er al snel achter dat zoiets niet alleen in het verre Amerika kon gebeuren, maar ook in ons land. Als we 's middags op bezoek kwamen, dan was mijn vader vaak zo dorstig dat hij meer dan een liter soep, pudding en koffie of water dronk. Een groot deel van de bezoektijd besteedden we aan het lessen van dorst. Zijn enorme dorst had niet alleen te maken met een van de vervelende symptomen van de ziekte van Parkinson, veel zweten, maar ook met een tekort aan kennis of moet ik zeggen met onachtzaamheid van de verpleegkundigen en verzorgenden. Net als alle andere patiënten kreeg mijn vader 's ochtends, 's middags en 's avonds een kopje koffie, thee of fris bij het eten of zomaar tussendoor. Omdat mijn vader erg beefde, lukte het hem niet om het noodzakelijke vocht zelf naar binnen te werken. Hij had hulp nodig bij het drinken. Lang niet alle dienstdoende verpleegkundigen of

> verzorgenden realiseerden zich dit. Ze zetten drinken bij mijn vader op het nachtkastje en als het na een uur nog niet op was, haalden ze het weg. 'Meneer Buijssen heeft kennelijk geen dorst,' dachten ze dan.
> We hebben er meerdere keren iets van gezegd. Meestal hielp het dan voor even, maar gedurende de zes jaar dat mijn vader er was, bleef het voor ons een onderwerp van grote zorg. Ik weet niet meer hoe ik het thema onder de aandacht van de verpleging bracht – het is inmiddels al weer dertien jaar geleden dat mijn vader overleed – maar stel je voor dat ik (of mijn moeder) op een dag deze woorden koos: 'Mijn vader krijgt hier veel te weinig te drinken. Zojuist heeft hij meer dan een liter vocht gedronken. Hij was echt uitgedroogd.'

Wat zou je hier antwoorden?
Een mogelijk antwoord is: 'Als uw vader zoveel drinkt, dan moet hij heel veel dorst hebben gehad en eerder op de dag te weinig vocht binnen hebben gekregen. Ik kan me goed voorstellen dat u als familie bezorgd bent en ook dat u teleurgesteld bent in ons.'

Misschien wil je hier eigenlijk tegenstribbelen: 'Ik heb me de hele ochtend de benen onder mijn lijf uitgelopen. We hebben gewoon te weinig personeel om de zorg te kunnen bieden die we graag zouden willen bieden. We zijn er eigenlijk niet op berekend om patiënten met de ziekte van Parkinson vier of vijf keer per dag te helpen met drinken. Zoveel tijd als dat kost! Desondanks doen we ons uiterste best. Maar vaak moeten we werken met invallers en uitzendkrachten en ook als je het hun een paar keer vertelt, vergeten ze het soms. De familie heeft er soms geen flauw benul van wat we allemaal moeten doen om ervoor te zorgen dat iedereen er netjes uit ziet als het bezoekuur begint.' Of misschien denk je: 'Ik hoef het toch niet met elk familielid eens te zijn. Er zitten ook familieleden bij die heel onredelijk zijn.'
Het antwoord is dat je familieleden aan het einde van de rit lang niet altijd gelijk hoeft te geven. Maar zover zijn we nu nog niet. Het gaat hier om de eerste stap in het gesprek. Het familielid dat geïrriteerd is, is niet geïnteresseerd in jouw excuses, bijvoorbeeld dat jullie met te weinig personeel zijn, de helft van je collega's door griep is gevloerd, er in drie dagen vier nieuwe bewoners moesten

worden opgenomen of dat je momenteel heel slecht aan nieuw personeel kunt komen. Het familielid denkt op dat moment: 'Dit is jouw probleem. Kom mij daar nu niet mee lastig vallen.' Kortom, wat de oorzaak van het probleem is, het is nu niet het moment om dit te vertellen. Daar moet je nog even mee wachten.

Als een familielid boos naar je toekomt, staat het niet meer open voor jouw verhaal. Het is zaak om de persoon eerst te laten afkoelen, zodat er weer een gewoon gesprek mogelijk is. In deze fase argumenteren is verspilde energie. Als je na het krijgen van kritiek het gesprek ingaat met het doel om het familielid een lesje te leren en van hem of haar te winnen, zul je uiteindelijk verliezen. Want al haal je je gelijk, je verliest het contact met de familie. Als je daarentegen het familielid laat merken dat je het respecteert, zal zijn of haar opstelling meestal verzachten en de bereidheid er zijn om ook jouw gevoelens en ideeën te erkennen.

Tijdens het schrijven van deze paragraaf vertelde ik mijn vrouw over deze ontwapeningstechniek. Ze gaf me meteen een voorbeeld van hoe goed dezelfde techniek eerder die dag nog bij haarzelf had gewerkt. Ik geef graag het verhaal zoals ze het mij vertelde. Het is weliswaar geen voorbeeld uit de zorg, maar dat lijkt me niet van belang. Het geeft aan hoe breed de techniek toepasbaar is.

> 'Je weet dat ik drie weken geleden een fotolijst heb gekocht en die toen meteen in de woonkamer heb opgehangen. Vanochtend lag de lijst op de grond. Gelukkig was het glas niet kapot. De lijst is opgehangen via een paar aluminiumklemmetjes waaraan een paar dunne nylondraadjes zitten. Die draadjes zitten aan een dunne stalen rail aan het plafond vast. De draadjes waren uit de aluminiumklemmetjes geschoven. Ik ben meteen met de lijst naar de winkel gegaan, want het is gek dat de lijst drie weken blijft hangen en dan ineens op de grond valt. Zeker omdat ik de lijst bij mijn weten precies volgens de instructies heb opgehangen. Ik ging met lood in de schoenen de winkel binnen, maar de verkoopster reageerde enorm begripvol.
>
> 'Heel vervelend voor u dat de lijst op de grond is gevallen. Zoiets mag echt niet gebeuren. Maar heel goed dat u meteen gekomen bent. We hebben dit soort lijsten pas sinds kort in de verkoop en hebben er nog geen ervaring mee. U krijgt meteen een nieuwe lijst en ik ga de firma bellen om uw verhaal te ver-

> tellen. Deze lijst stuur ik vandaag nog naar de firma zodat die kan uitzoeken wat er mis mee is gegaan.'
> Mijn vrouw was een en al enthousiasme: 'Geweldig hoe de verkoopster reageerde. Een natuurtalent. Die hoeft jouw boek niet te lezen. Ik voelde me meteen begrepen en had geen moment de neiging om tegen haar in te gaan.'

Het kan zijn dat je niet meteen weet wat je moet zeggen als iemand je overvalt met kritiek. Je wilt graag de ontwapeningstechniek toepassen, maar je weet niet zo snel hoe. Welnu, hier is een zin die je voor een dergelijk noodgeval achter de hand kunt houden: 'Vanuit uw gezichtspunt gezien hebt u gelijk.' Het is een zin met een waarheid als een koe, want natuurlijk heeft iemand vanuit zijn gezichtspunt gezien altijd gelijk. In hoofdstuk 4 (strategie 2) zul je lezen hoe je daarna verder kunt gaan.

## 3.3 Twee andere ontwapeningstechnieken

Mocht de techniek van het zoeken naar het gelijk van de ander en het bevestigen je überhaupt niet aanspreken, dan zijn er nog twee andere ontwapeningstechnieken die in de meeste gevallen goed werken.
De eerste is: vleien. Zoals je weet, zijn wij allemaal erg gevoelig voor complimenten. Een Amerikaanse schrijver zei eens: 'Van een compliment kan ik twee maanden leven.' En een Russisch gezegde luidt: 'Een compliment is als een lentebries'. Met andere woorden: een compliment werkt verkwikkend en doet je leven. Met kritiek kun je ook zo omgaan. Mensen kicken op applaus. Welnu, maak van deze wetenschap gebruik. Zeg bijvoorbeeld: 'Bedankt dat u me daar attent op maakt. Wat u mij nu vertelt, kunnen we gebruiken om de zorg te verbeteren.' Laat geen cynisme in je toon doorklinken, maar probeer dit zo oprecht en eerlijk mogelijk te zeggen. Zelfs in het heetst van de strijd zijn mensen heel gevoelig voor vleiende woorden. Ze kalmeren meestal meteen.
Een andere ontwapeningstechniek die bijna iedereen week maakt, is simpel 'sorry' zeggen. Is er iets eenvoudigers? Tegen een familielid dat tegen je uitvaart, kun je zeggen: 'Sorry, ik vind het vervelend dat u met dit probleem te maken krijgt.' Of: 'Het spijt me voor u,

dit moet erg voor u zijn.' Let op de formuleringen. Als je zo 'sorry' zegt, beken je geen schuld en laat je evenmin over je heen lopen. Als niet jij maar het familielid grotendeels zelf verantwoordelijk is voor de problemen waar het mee te maken heeft, kun je overwegen om excuses aan te bieden voor dat (kleinere) deel waar jij verantwoordelijk voor bent. Je gebaar kan het familielid ertoe bewegen om excuses aan te bieden voor zijn of haar eigen aandeel in het probleem. Mark Lammers, de coach van het Nederlandse dameshockeyelftal die in 2008 met zijn ploeg in Peking Olympisch goud won, zei in een interview hierover een paar behartenswaardige dingen (Mark van Driel & Marije Randewijk, 2008):

*Ik dacht ook, ik moet erboven staan. Ik moet niet mijn kwetsbaarheid laten zien. Ik weet alles. Ik ben niet onzeker. Totdat we steeds tweede werden. Toen dacht ik: 'Zo werkt het niet.' Ik heb allerlei bijscholing gekregen en geleerd dat het ook wel eens goed is om tegen de meiden te zeggen dat de fout bij mij lag.*
*Dus in het eerste het beste toernooi zei ik bij de evaluatie: 'Dit heb ik niet goed gedaan, dat heb ik fout gedaan.' Ze keken me aan met zo'n blik van: wat doe je nu? Toen begonnen die meiden zelf: 'Ik had die bal ook beter kunnen aangeven.' Ik dacht: 'Hé, jullie stellen je kwetsbaar op.' Zeiden ze: 'Ja, jij begint zo.' Dat is voor mij de les. Het begint bij ons. Als ik wil dat die speelsters zeggen wat ze denken en ik heb dat zelf nooit gedaan, waarom zouden zij het dan doen?'*

Misschien ben je bang dat toepassing van een van de drie ontwapeningstechnieken uit dit hoofdstuk als een teken van zwakte wordt opgevat. Deze vrees is, zoals ook Lammers in het citaat zegt, ongegrond. Iemand op een bepaalde manier bevestigen, getuigt juist van kracht of sterkte. Net zoals iemand complimenten geven een bewijs is dat je sterk in je schoenen staat.
Let erop dat je je kracht en zelfvertrouwen ook non-verbaal laat zien. Hiermee overtuig je het familielid nog meer. Laat daarom een gezichtsexpressie zien die redelijkheid uitstraalt, praat op een kalme, zelfverzekerde manier, waarbij je tegelijkertijd recht blijft staan. Kijk de ander in de ogen en gebruik zijn naam. Onbevangenheid en gebrek aan vrees ontwapenen (Ury, 1988).
Ik citeerde zojuist een hockeycoach. Ik citeer nu met instemming een voetbalcoach, namelijk Foppe de Haan, die twee keer met Jong Oranje Europees kampioen werd (Mark van Driel & Marije Randewijk, 2008):

*Het gaat uiteindelijk om contact maken. Dat kan alleen als je zelf ook echt bent. Ik heb een kreet, die heb ik wel eens gebruikt bij de jongens: als je van jezelf vindt dat je zo groot bent, moet je nooit te groot zijn om ook klein te durven zijn.*

*Als je jonger bent, heb je de neiging afstand te houden. Je denkt: 'O wee als ze te dichtbij komen, dan verlies ik mijn gezag.' Maar dat is niet zo. Je moet gezaghebbend zijn, dat is wat anders dan dwingend zijn.*

*Het gaat om openheid, daardoor worden dingen bereikbaar. Als er geslotenheid is, heb je twee wegen naast elkaar met een vangrail ertussen. Dan ga je hopelijk dezelfde kant op, maar raak je elkaar nooit.*

## Hoofdpunten strategie 1 – Het familielid ontwapenen

Waarom ontwapenen:
- het familielid emotioneel laten bedaren zodat echte communicatie mogelijk wordt.

Hoe ontwapenen:
- de ander op een bepaald punt gelijk geven;
- vleien door te bedanken voor de kritiek;
- 'sorry' zeggen.

# 4 Strategie 2 – Probeer door de bril van het familielid te kijken

'Je zult nooit iemand echt begrijpen tenzij je je best doet om iets vanuit zijn perspectief proberen te zien.' (Harper Lee, To kill a mockingbird.)

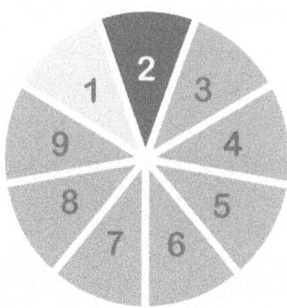

## 4.1 Inleiding

In oktober 1962 zag ik als kind van negen voor het eerst mijn vader huilen. Ik schrok enorm. Ik schrok nog meer toen ik zag dat mijn inwonende oma, de moeder van mijn vader, bij haar poging mijn vader te willen troosten zelf ook in snikken uitbarstte. Mijn moeder, die mijn reactie zoals altijd meteen zag, nam me even apart en vertelde me, terwijl het haar de grootste moeite kostte om haar tranen te bedwingen, wat de reden was dat mijn vader en oma huilden: 'De grote landen Rusland en Amerika hebben heel erge ruzie met elkaar. Als het nog erger wordt, dan gaan ze misschien atoombommen afschieten. Omdat Nederland de vriend is van Amerika, kan Rusland ons ook aanvallen en dan gaan we misschien allemaal dood. Daarom huilen papa en oma. We moeten daarom met z'n allen heel hard bidden dat er geen oorlog komt. Alleen Jezus en Maria kunnen ons nu nog helpen.' Ons gebed werd snel verhoord, want een paar dagen later werd de Cubacrisis vreedzaam opgelost. Chroesjtsjov deed de toezegging de op de VS gerichte atoombommen van Cuba weg te halen en de VS trokken de op de Sovjet-Unie gerichte raketten terug die in Italië, Turkije en Groot-Brittannië stonden opgesteld.

Deze crisis maakte veel indruk op iedereen die hem bewust heeft meegemaakt. Zo ook op mij. Ik denk dat daarom het boek *Inclusief denken* van de filosoof Feitze Boerwinkel, dat in 1966 verscheen en dat ik omstreeks 1968 leende bij de plaatselijke bibliotheek, mij zo aansprak. Het bevatte namelijk een 'recept' om oorlogen en ruzies tussen mensen en landen te voorkomen: verabsoluteer nooit je eigen standpunt tot dé waarheid, maar streef ernaar de visie van de ander in je eigen denken 'in te sluiten' (te *includeren*). Ik trok hieruit voor mezelf de volgende conclusie: om de waarheid van de ander in je eigen waarheid op te kunnen nemen, moet je eerst een belangrijke tussenstap zetten. Je moet bereid zijn om bij dreigende conflicten je eerst in het standpunt van de ander te verplaatsen. Zonder deze bereidheid zul je immers nooit kunnen begrijpen wat de waarheid van de ander is.

Ook om in gesprek te kunnen gaan met iemand die kritiek op je heeft, is het cruciaal om te weten hoe de ander de werkelijkheid ziet.

Het gebeurt niet vaak in het leven, maar soms kom je iemand tegen die je helemaal lijkt te begrijpen. Iemand die je optilt naar hogere sferen. Iemand die je het gevoel geeft er echt toe te doen. Probeer je eens zo iemand voor de geest te halen en stel je vervolgens de vraag: wat deed die persoon dan? Wat gebeurde er dat je je zo begrepen voelde? Waarschijnlijk kom je uit bij wat de essentie vormt van de strategie waarover dit hoofdstuk gaat: de ander probeerde zich in te leven in jouw situatie. Geen enkele andere manier werkt zo kalmerend. Zelfs het meest kritische familielid zal snel een ander (redelijker) persoon worden als je laat merken dat je probeert je in hem of haar te verplaatsen. In feite pas je een ontwapeningstechniek toe. Want voor het familielid geldt wat voor iedereen geldt: niemand kan echt boos blijven op iemand die zijn best doet te begrijpen.

Een plezierig en onverwacht neveneffect van je inleven in de ander is dat je zo zelf ook rustiger wordt en *jezelf* ontwapent. Naarmate je het familielid beter begrijpt, zullen ook bij jou de scherpe kantjes van je irritatie – die bij welhaast iedereen opkomen bij kritiek – verdwijnen. Je zult kalmeren en verstandiger kunnen reageren als je je eerst hebt verdiept in het familielid. Achter de geuite kritiek die vaak in een paar zinnen wordt verwoord, zit meestal een heel verhaal. Soms is het een verhaal dat je zal verrassen en dat de kritiek van het familielid in een heel ander daglicht plaatst.

Lees ter illustratie het ontroerende verhaal in de kadertekst. Het speelt zich weliswaar niet af binnen de zorg, maar als je het gelezen hebt, zul je weten dat dit er niet zoveel toe doet. Het komt uit het boek *Balsem voor de werkende ziel* (Canfield e.a., 1999). Het is het verhaal van een verkoopster die zich er haar hele loopbaan over verbaasde waarom klanten vaak 'zo moeilijk deden'. Ze snapte het niet. Dat veranderde toen ze een keer op een vrije dag hielp in de muziekwinkel van haar man.

*De ladder naar de hemel*
'Ik ben op zoek naar bladmuziek,' zei een man met een verweerd uiterlijk, zijn smerige baseballpet strak over zijn dunner wordende grijze haar getrokken. 'Het nummer heet ...' Hij haalde een verfrommeld kopietje uit zijn broekzak en streek het glad. 'Stairway to Heaven. Heeft u dat?'
Ik liep naar de wand waar de bladmuziek uitgestald stond en probeerde de titel te vinden. Normaal gesproken hoorde de muziek op alfabetische volgorde gerangschikt te staan. Vandaag klopte er echter niet veel van. Ik zocht een paar minuten door en was mij bewust van de groeiende onrust bij de man.
'Nee, het spijt me, maar het ziet ernaar uit dat we het niet hebben.'
Zijn rug werd krom en zijn waterige blauwe ogen vernauwden zich. Bijna onmerkbaar trok zijn vrouw aan zijn mouw, als om hem tegen te houden. Zijn strakke mond vertrok van woede.
'Nou, mooi is dat. En dat noemt zich een muziekwinkel? Wat is dat voor een zaak waar ze zulke muziek niet hebben? Elk klein kind kent dat nummer!' spetterde hij.
'Dat kan best, maar wij hebben niet alle muziek die ooit geschreven is in huis ...'
'Ja, u heeft makkelijk praten! Bedenk maar excuses!' Nu greep zijn vrouw hem duidelijk zichtbaar bij zijn mouw, ze mompelde iets en probeerde hem te kalmeren zoals een stalknecht zou doen met een paard dat wild is geworden.
De man boog zich in mijn richting, een knokige vinger op mijn gezicht gericht. 'U begrijpt het natuurlijk niet, hè? Wat kan u het schelen dat mijn zoon dood is! Dat hij met zijn auto tegen die rotboom is opgeknald. En dat ze op zijn begrafenis zijn favoriete nummer moeten spelen, en dat hij dood is! Weg! Achttien jaar en weg!'

*Ik kon het papier waarmee hij in mijn richting zwaaide nu beter onderscheiden. Het was het programma voor de herdenkingsdienst.*
*'Nee, dat zult u wel niet begrijpen,' mompelde hij. Hij boog zijn hoofd. Zijn vrouw sloeg haar arm om hem heen en stond daar stil naast hem.*

Om inhoudelijk goed op de kritiek van een familielid te kunnen reageren en je eigen reactie te kunnen bepalen, zul je dus meer aan de weet moeten komen over wat er precies speelt.
Er is nog een tweede reden waarom je de moeite moet nemen om je eerst te concentreren op wat het familielid te vertellen heeft. Heel vaak zal het familielid zich van tevoren hebben opgeladen. Om tot een normaal gesprek te komen, zul je het familielid de mogelijkheid moeten geven wat stoom af te blazen. Zolang het eigen verhaal door zijn/haar hoofd cirkelt, verspert het de weg voor ieder ander verhaal, dus ook voor jouw verhaal.
Het brein heeft twee helften en iedere helft heeft zijn eigen specialisme. Het linkerdeel is goed in verstandelijke kwesties: redeneren, logisch nadenken. Het rechterdeel is goed in alles wat met gevoel te maken heeft, zoals emoties herkennen. Onder normale omstandigheden heeft de linkerhersenhelft de regie over de rechterhersenhelft. Dat heet rationaliteit. Zolang de linkerhersenhelft het voor het zeggen heeft, blijven we verstandelijk denken. Maar als je boos wordt, dan wordt de rechterhelft de baas en houdt die het linkerdeel in gijzeling: je linkerdeel heeft even niets meer te vertellen. Als gevoelens eenmaal zijn geuit en bevestigd, raken de twee helften weer in balans. Je komt dan weer tot bezinning en wordt weer redelijk.

## 4.2 Drie technieken om door de bril van een ander te kijken

Je gaat nu oefenen om jezelf in een familielid te verplaatsen. Je vertrekpunt is strategie 1 (hoofdstuk 3): je geeft de ander op een of meerdere punten gelijk. Vervolgens vergeet je even je eigen verhaal en je eigen mening, en verdiep je je in de gedachten en motieven van het familielid.
Om het verhaal door de bril van een familielid te kunnen zien, staan je drie technieken ter beschikking. Deze laten zich samenvatten in het acroniem of ezelsbruggetje: LSD. De letters staan voor: Luisteren, Samenvatten en Doorvragen. LSD is een onverbrekelijk

trio. Je kunt alleen maar goede vragen stellen als je echt luistert. En je luistert weer beter naarmate je je erop toelegt af en toe een korte samenvatting te geven. Er is wel een duidelijke volgorde: je zult eerst vragen moeten stellen voordat je naar het antwoord kunt luisteren. En je kunt alleen samenvatten als je het antwoord op een vraag gekregen hebt.

## Doorvragen

Je begint met het stellen van vragen. Bij voorkeur begin je met een paar *open vragen*. Dat wil zeggen dat je vragen stelt die het familielid veel ruimte bieden om de kritiek toe te lichten of te verduidelijken. Denk aan vragen als:
Kunt u iets meer vertellen over wat u op het hart ligt?
Kunt u wat u zei verder toelichten?
Ik zou hier graag iets meer over willen horen. Vertel eens?
Hoe heeft het zo ver kunnen komen?
Wat zit u dwars?
Kunt u een voorbeeld geven?
Hoe is mijn/onze manier van doen op u overgekomen?
Wat is volgens u mijn/ons aandeel in het probleem?

Niet elke zin die eindigt met een vraagteken is een echte vraag. Ik doel nu op *suggestieve vragen*. Dat wil zeggen, vragen die slechts vragen lijken maar in feite een eigen mening weergeven. Je zult begrijpen dat je deze beter kunt vermijden. Suggestieve vragen kun je vaak herkennen aan het woordje 'niet'. 'Vind je niet dat je hier laat mee komt?' 'Hebt u ook niet zelf een belangrijk aandeel in wat er nu mis is gegaan?' Zoals je ziet, begint dit soort zinnen vaak met een werkwoord gevolgd door een persoonlijk voornaamwoord ('vind je ...', 'hebt u ...').
Stel zeker geen suggestieve vragen met als doel de ander in het nauw te drijven of zijn argumenten te ontzenuwen. Bijvoorbeeld: 'U gelooft kennelijk dat we in de fout zijn gegaan, maar denkt u zelf ook niet dat het allemaal heel anders was gelopen als u eerder met ons was komen praten?'
Ook veel vragen die beginnen met 'waarom' zijn uit den boze, omdat ze net als suggestieve vragen ten doel hebben de ander op zijn fouten of ongelijk te wijzen. Een vraag als 'Waarom vertel je mij

dit nu pas?' betekent in feite: 'Je weet ook best dat je veel te lang gewacht hebt om me dit te vertellen. Met andere woorden, je hebt eigenlijk je kans verspeeld.'

Goede vragen zijn vriendelijk gestelde vragen die blijk geven van oprechte interesse.
Probeer dit eens te oefenen aan de hand van het volgende voorbeeld.

> De wijkverpleegkundige die het verwijt kreeg dat ze te laat was, gaf als ontwapeningsreactie: 'Het is waar. Ik *ben* te laat en als ik in uw schoenen zou staan, zou ik denk ik ook boos zijn.' Wat zou ze, denk je, vervolgens kunnen vragen?
> Een voorbeeld van een vraag zou hier kunnen zijn: 'Het is voor niemand leuk om te moeten wachten. Is er daarnaast nog iets anders wat het voor u nu extra vervelend maakt?'
> Het familielid kan dan bijvoorbeeld zeggen dat ze tijdens het wachten op hete kolen zat omdat ze een afspraak met de kapper heeft en in paniek raakte omdat ze bang was te laat te komen. Of ze kan zeggen dat ze wachten vervelend vindt omdat ze gedurende het wachten tot niets komt: 'Ik kan nergens aan beginnen, want de bel kan dan elk moment gaan. Ik heb dan gewoon geen rust in mijn lijf.'

Een ander voorbeeld.

> Een dochter van een bewoonster van een verzorgingstehuis beklaagt zich bij het hoofd van het tehuis: 'Ik kom voor mijn moeder. Dit weekend kwam een snotaap van 17 of 18, volgens mijn moeder een oproepkracht, veel te vroeg de kamer van mijn moeder binnen. Hij was nog brutaal ook. Hij beval mijn moeder uit haar bed te komen. Terwijl iedere vaste medewerker weet dat mijn moeder graag uitslaapt. Daar is mijn moeder toch geen 84 jaar voor geworden.'
> Na een van de drie ontwapeningstechnieken uit hoofdstuk 3 (strategie 1) toegepast te hebben, stel je een vraag. Welke zou jij stellen?
> Een mogelijke reactie is: 'U hebt gelijk. Ik weet ervan dat uw moeder van uitslapen houdt en dat in haar zorgplan staat dat we daar ook rekening mee willen houden. Wat u zegt wil ik

> goed uitzoeken. Vertelt u me alstublieft eens wat meer. Heeft uw moeder u verteld wat de medewerker tegen haar zei?'

Bij voorkeur stel je, net als in dit voorbeeld, eerst een vraag naar *feiten*. Feiten heb je nodig om je een goed beeld te kunnen vormen van de situatie. En als je leidinggevende bent, moet je de feiten ook kennen om een klacht goed af te kunnen handelen. Want je hebt hier te maken met twee partijen, de dochter en je eigen medewerker.
Voorbeelden van feitenvragen zijn:
Wat is er precies gebeurd?
Hoe is het in zijn werk gegaan?
Wie zijn hier allemaal bij betrokken?

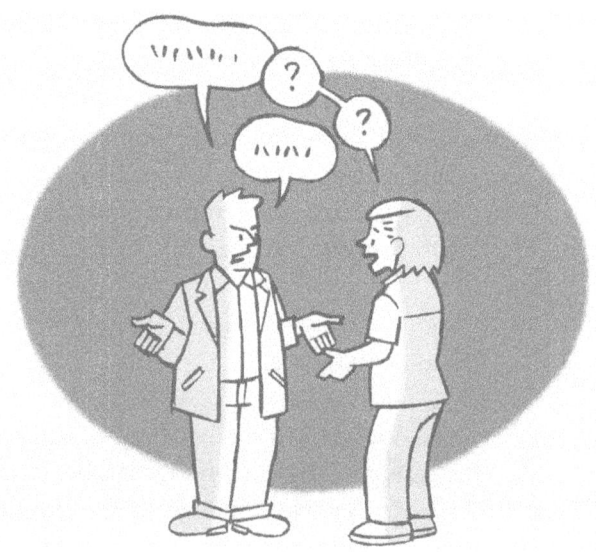

Al deze vragen hebben tot doel je te helpen om door de bril van het familielid te kijken. Nadat je feitenvragen hebt gesteld, kun je – zo nodig – vragen naar *gedachten*. Gedachten hebben altijd te maken met feiten, met wat iemand is overkomen. Dat is de reden dat je meestal eerst vraagt naar feiten en dan pas naar gedachten. Voorbeelden van gedachtevragen zijn:
Wat denkt u?
Wat is uw mening hierover?

Welke gedachten hebt u hierover?
Wat zijn uw overwegingen hierbij?

De wijkverpleegkundige die te laat kwam, had na de feitenvraag bijvoorbeeld kunnen vragen: 'Wat dacht u toen ik maar wegbleef?'

De beste vragen zijn vaak *vragen met een superlatief*: 'het meeste', 'het ergste', 'het vervelendste':
Wat vond u hier het vervelendste aan?
Wat hinderde u het meest?
Waar maakt u zich het meeste zorgen over?

Dergelijke vragen nodigen het familielid uit om tot de kern van de kritiek te komen. Na het stellen van zo'n vraag worden je vaak veel dingen duidelijk. Superlatiefvragen kun je het beste stellen aan het einde van een vraaggesprek.
Het hoofd van het verzorgingstehuis had de klagende dochter ook een superlatiefvraag kunnen stellen. Bijvoorbeeld: 'Vertelt u me eens wat meer. Wat vindt u het ergste aan dit vervelende voorval?'
De dochter zou dan hebben kunnen antwoorden: 'Het ergste? Het kan gebeuren dat een medewerker heel vroeg de kamer van mijn moeder binnen komt. Overal worden wel eens foutjes gemaakt. Maar het ergste was de toon die de medewerker aansloeg. Zoals ik zeg, zo'n snotaap en dan mijn moeder gaan commanderen. Terwijl hij niet eens in zijn recht stond! Mijn moeder heeft dit niet verdiend.'
Superlatiefvragen en andere welgemeende vragen zorgen ervoor dat een familielid zich voor je opent. Voor ieder van ons geldt: niets is vleiender dan iemand die interesse in je toont. Vandaar ook dat goede vragen zo'n ontwapenend effect hebben. De antwoorden op de vragen geven je waardevolle informatie die je in staat stellen je een beeld te vormen van de werkelijkheid en van de waarheid van de familie. En je kunt niet buiten deze waarheid. Zonder informatie ga je *raden* wat de waarheid van de familie is. En als je al wat geïrriteerd bent, dan zal je zelfbedachte lezing van het verhaal van de familie er niet altijd even fraai uitzien. Mensen zien, zoals eerder gezegd, een eigen misser als een incident, maar zijn geneigd om dezelfde misser bij een ander te veralgemeniseren naar een karaktertrek.
Vragen biedt je nog meer 'winstpakkers'. Iedereen voelt zich het

prettigst als hij alles onder controle heeft. Door zelf vragen te stellen, hou je grip op het gesprek. En als je kritiek krijgt, is elk houvast prettig.

Ten slotte, als je je erop toe moet leggen de juiste vragen te stellen, dan ga je automatisch ook beter luisteren. Want goede vragen sluiten per definitie aan op wat de ander zegt. Aansluitende vragen kun je daarom alleen maar stellen als je goed in het verhaal van de ander zit.

### Luisteren

Luisteren is de eerste letter van het ezelsbruggetje LSD. Net als over vragen stellen zijn er over de kunst van het luisteren vele boeken geschreven. Ik beperk me hier echter tot de tip waar al deze boeken in essentie op neerkomen: probeer zo te luisteren als je graag wilt dat iemand naar jou luistert. Doe je best om dus tijdens het luisteren je helemaal te concentreren op de ander. Zet je eigen verhaal, verlangens, behoeftes en oplossingen gedurende deze fase van het gesprek in de ijskast. Eigen verlangens die zich voortdurend aan je kunnen opdringen maar die je opzij moet zetten, zijn onder andere: tegen de ander ingaan, de ander corrigeren, je eigen lezing van het verhaal geven, de ander zeggen dat hij niet moet zeuren of hem erop wijzen dat hij bekend staat als een grote klager. Mogelijk denk je tijdens het gesprek: ik heb nu wel iets beters en nuttigers te doen, het liefst zou ik nu gewoon willen weglopen. Dergelijke gedachten en neigingen zijn de belangrijkste sta-in-de-weg om echt te kunnen luisteren. Goed luisteren is daarom verre van gemakkelijk. Het is niet voor niets dat in dit verband de term 'actief luisteren' vaak wordt gebezigd. Want als je passief luistert, dan gaat alles het ene oor in en het andere weer uit.

### Samenvatten

Je luistert beter naarmate je probeert af en toe een korte samenvatting te geven: 'Als ik u goed begrijp, zegt u ...' Of: 'Mag ik even controleren of ik goed begrepen heb wat u zei?' Samenvatten helpt je niet alleen om beter te luisteren, maar ook om je eigen verlangens en behoeftes even buiten spel te zetten. Want samenvatten lukt je alleen maar als je je helemaal op de ander concentreert. Terwijl het familielid praat, kun je knikken en doen alsof je luistert, maar je brein heeft dan nog steeds zestig procent reservecapaciteit om iets anders te doen dan luisteren, zoals je eigen reactie voorbereiden. Maar als je luistert met als doel het verhaal goed te kunnen samenvatten, dan heeft je brein geen tijd meer voor iets anders.

Je hebt waarschijnlijk van je ouders en op school geleerd dat het onbeleefd is om iemand die aan het woord is te onderbreken. Er is echter één uitzondering op deze gouden regel: als je de behoefte voelt om samen te vatten. Als je je ervan wilt vergewissen dat je de ander begrepen hebt, zal deze het niet als onbeleefd ervaren als je zegt: 'Mag ik je even onderbreken om te controleren of ik je tot zover goed begrepen heb?'

Een voorbeeld.

> Een zoon van een oudere psychiatrische patiënt spreekt het hoofd aan van de afdeling van de ggz-instelling waar zijn vader verblijft voor de behandeling van zijn psychose:
> 'Mijn vader is helemaal over zijn toeren. Hij vertelde me zojuist dat er sinds vier dagen een patiënt op een kamer naast de zijne verblijft die zo gek is als een deur. Mijn vader is bang voor die man. Echt bang. Soms komt die man zomaar de kamer binnen van mijn vader en begint dan keihard tegen hem te schreeuwen. Gisteren kreeg mijn vader zelfs een klap van die man. Mijn vader durft nu overdag niet meer alleen op zijn kamer te zijn. Dit kan zo niet. Mijn vader komt hier voor een behandeling, maar zo wordt hij niet beter. Eerder slechter.'

Een korte samenvatting van het verhaal zou kunnen zijn:
'Als ik u goed begrijp is uw vader helemaal van slag vanwege een nieuwe patiënt die ongevraagd de kamer van uw vader binnenkomt, tegen hem tekeergaat en hem gisteren zelfs een klap gaf.'

Een tweede voorbeeld.

> Een partner van een vrouw die vanwege een CVA halfzijdig verlamd is, niet kan praten en die ook ernstige reuma heeft, vertelt:
> 'Ik hoorde zojuist van een bron die ik niet kan noemen dat

> mijn vrouw soms niets te eten krijgt. Er zijn medewerksters die de broodmaaltijd aan de verkeerde kant van het bed zetten. Het bord moet per se rechts staan maar soms zetten ze het aan haar linkerkant neer. Dan ziet mijn vrouw ook niet dat er eten staat. En dat is niet alles, het komt ook voor dat het brood wel aan de goede kant wordt neergezet, maar met het cellofaan er nog overheen. Mijn vrouw kan dat er vanwege haar reuma en verlamming niet afkrijgen. Ook dan wordt de maaltijd onaangeroerd gewoon weer meegenomen door de medewerker. Mij was ook al opgevallen dat mijn vrouw sinds ze hier is magerder is geworden in haar gezicht.'

Neem even de tijd om dit verhaal in een paar zinnen samen te vatten en lees dan verder.
Een mogelijke samenvatting is hier:
'U maakt zich zorgen over uw vrouw omdat ze sinds ze hier is een magerder gezicht heeft gekregen. En u hebt gehoord dat haar eten soms aan de verkeerde kant van haar bed wordt neergezet en ook dat het cellofaan niet altijd van het brood wordt gehaald.'

Bedenk dat het geven van een samenvatting niet betekent dat je het met het familielid eens bent. Je samenvatting is het bewijs dat je je best doet om even in de schoenen van het familielid te gaan staan. Daar gaat het hier om. Ik geef een ander voorbeeld om nog eens te kunnen oefenen:

> Een familielid tegen een verpleegkundige:
> 'Ik moet er toch iets van zeggen. Mijn moeder heeft, zoals u weet, sinds ze hier is regelmatig open wondjes. Toevallig sprak ik op een verjaardagsfeestje gisteravond een nicht van mijn man. Ze is verpleegkundige en gespecialiseerd in decubitus. Van haar begreep ik dat de methodes die bij mijn moeder worden gebruikt een beetje over de datum zijn. Zij had het over een ander soort wondgaasje, iets met honing. Ze zei ook dat al die stoelen, matrassen en luiers die hier worden gebruikt om decubitus tegen te gaan, niet werken als iemand eenmaal decubitus heeft en dat je dan 'ouderwets' weer moet zorgen dat er zo min mogelijk druk komt op de plaatsen waar

> wondjes zitten. En ook dat mijn moeder als ze in bed ligt elk uur moet draaien, elk uur dat ze op de stoel zit van positie moet veranderen, dat ze haar ook niet te lang in de stoel moeten laten zitten en haar zo vaak als mogelijk moeten verschonen. Wat dit nichtje zei, klonk erg overtuigend. Ik ben er ook van geschrokken. Dat mag u best weten. Ik heb altijd gedacht dat moeder hier de best mogelijke verpleging kreeg. Nu ben ik daaraan gaan twijfelen.'

Probeer nu eens een samenvatting te geven van dit verhaal en vergelijk jouw samenvatting met die van mij:
'Als ik het goed begrijp, bent u geschrokken nadat u gisteren hebt gesproken met een verpleegkundige die veel van decubitus weet. U bent nu gaan twijfelen of we bij uw moeder wel de goede maatregelen nemen tegen decubitus.'

Als het familielid een lang verhaal te vertellen heeft, moet je het niet om de haverklap onderbreken voor een samenvatting. Dat zou voor irritatie zorgen. In plaats daarvan kun je beter af en toe een sleutelwoord herhalen. Een sleutelwoord is het woord dat volgens jou het beste de kern weergeeft van wat het familielid zei. In het verhaal van zojuist zou het sleutelwoord kunnen zijn: 'geschrokken'. Dit woord herhaal je dan, waarbij je ervoor zorgt dat je er een klein vraagteken achter zet door iets in toon omhoog te gaan: 'Geschrokken?' Met het bescheiden vraagteken nodig je het familielid voorzichtig uit om over dit centrale woord nog wat meer te zeggen. Het mag geen zwaar aangezet vraagteken zijn omdat het dan juist als een aanval klinkt: 'Hoe kun je daar nu van schrikken?'

Hier is een ander verhaal. Probeer daar eens het sleutelwoord uit te halen.

> Een dochter van een oudere psychiatrische patiënte zegt tegen de behandelend psychiater:
> 'Mijn moeder weigert al een paar weken te eten. Enfin, dat weet u ook. Ze is al tien kilo afgevallen. Ik kan dit niet langer aanzien. Ik wil dat u er iets aan doet. Als het zo doorgaat dan wordt ze vel over been en komt ze uiteindelijk te overlijden.

> Het komt door haar ziekte dat ze weigert te eten. Waarom dwingen jullie haar niet om te eten? Waarom geven jullie haar bijvoorbeeld geen sondevoeding?'

Wat is volgens jou het sleutelwoord van dit verhaal?
Hier zou het sleutelwoord 'dwingen' kunnen zijn. Bedenk dat je bij een sleutelwoord altijd een gok doet. Voor het familielid kan een ander woord belangrijker zijn, bijvoorbeeld: 'overlijden'. Daar kom je vanzelf achter als je het sleutelwoord herhaalt. Meestal gaat het familielid dan automatisch toch praten over wat voor hem of haar de kern was.

Ik eindig dit hoofdstuk met een voorbeeld dat laat zien hoe je de strategie 'proberen door de bril van de ander te zien' ook kunt gebruiken in direct contact met patiënten. Als je relatief weinig contacten hebt met familieleden maar wel veel patiëntencontact, dan inspireert dit voorbeeld je wellicht om de in dit hoofdstuk beschreven strategie ook toe te passen in contacten met patiënten
In zijn boek *Complicaties* voert de Amerikaanse schrijver/chirurg Atul Gawande een vrouw van in de veertig op bij wie een mammogram is gemaakt waarop 'zorgwekkende details' in de vorm van zwarte puntjes te zien waren. Als de arts een biopsie voorstelt om vast te stellen of het om kanker gaat, weigert de vrouw: 'Ik heb de afgelopen vijf jaar al drie keer een dergelijke uitslag gehad en telkens bleek er niets aan de hand te zijn.' Ik laat nu de schrijver zelf aan het woord:

*Ze staat op het punt de deur uit te gaan. Je kunt haar tegenhouden om haar te zeggen dat ze een grote fout begaat. Hou een donderpreek over kanker. Wijs op de denkfout dat drie negatieve biopsieën aantonen dat de vierde wel negatief zal zijn. Dan ben je haar hoogstwaarschijnlijk kwijt. Maar de bedoeling is niet te laten zien dat ze het bij het verkeerde eind heeft. De bedoeling is haar een kans te geven zelf van gedachte te veranderen.*
*Ik heb goede artsen het volgende zien doen. Ze gaan er niet onmiddellijk tegen in. Ze trekken zich even terug om de vrouw de tijd te geven zich aan te kleden. Ze nemen haar mee naar hun werkkamer, waar het gezelliger en minder steriel is, met gemakkelijke stoelen in plaats van een harde onderzoekstafel, een vloerkleed in plaats van linoleum. En vaak blijven ze niet staan of gaan niet op de troon achter het grote eiken bureau zitten, maar*

pakken een stoel en gaan bij haar zitten. Zoals een hoogleraar heelkunde mij eens vertelde: als je dichtbij gaat zitten, op ooghoogte met je patiënten, ben je niet langer de gehaaste, bazige dokter die geen tijd voor een praatje heeft; de patiënten voelen zich niet in een dwangpositie en hebben de neiging aan te nemen dat je aan dezelfde kant staat.

Zelfs in dit stadium gaan veel dokters niet argumenteren. In plaats daarvan hebben sommige een vreemd, bijna formuleachtig gesprek met de patiënt, waarbij ze praktisch woord voor woord herhalen wat deze zegt. 'Ik begrijp wat je bedoelt,' zeggen ze bijvoorbeeld. 'Iedere keer als je hier komt vinden we wel iets waar we een biopsie van willen maken. De puntjes blijken steeds normaal maar wij blijven maar biopsieën nemen.'

Veel artsen gaan pas meer zeggen als ze een specifieke vraag krijgen. Of je dit nu een handigheidje noemt of openheid tegenover de patiënten, negen van de tien keer lukt het, vreemd genoeg. Mensen voelen dat er naar hen geluisterd wordt en dat ze de mogelijkheid hebben gehad hun mening en zorg onder woorden te brengen. Pas op dat moment krijgen ze oren voor wat je zegt en gaan ze zelf de logica ervan inzien. Als ze eenmaal zover zijn, veranderen ze vaak van mening.

## Hoofdpunten strategie 2 – Probeer door de bril van het familielid te kijken

Waarom door de bril van het familielid kijken:
- om zijn/haar visie van de waarheid te kunnen begrijpen;
- om meer begrip te krijgen voor zijn/haar kritiek;
- om het familielid te laten kalmeren;
- om rustiger te kunnen reageren.

Hoe door de bril van het familielid kijken:
- door vragen te stellen (over feiten en gedachten);
- door echt te luisteren;
- door af en toe samen te vatten.

# 5 Strategie 3 – Aandacht tonen voor gevoelens van het familielid

*'Diep in hun hart willen de meeste mensen begrepen en geliefkoosd worden.'*
(Boeddha)

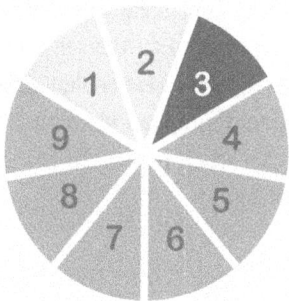

Je hebt het vast wel eens meegemaakt. Je leverde kritiek op iemand en die zei tegen je: 'Reageer nou eens niet zo emotioneel. Bekijk de zaak nu eens puur verstandelijk. Wat is er nu feitelijk aan de hand?' Hoe voelde je je bij een dergelijke reactie? Waarschijnlijk voelde je je niet echt begrepen. De reden hiervoor was dat de ander je met zoveel woorden liet weten: zet je emoties opzij, die doen er nu niet toe, ze maken alles alleen maar complexer.

Kritiek is niet louter een verstandelijke aangelegenheid. Er zijn altijd gevoelens in het spel. Gevoelens van machteloosheid, boosheid, teleurstelling, angst, wanhoop, enzovoorts.

Als je aan de gevoelens van een familielid voorbijgaat, zal het zich niet begrepen voelen. De kans is ook groot dat je dan niet echt contact maakt. Het echte contact tussen twee mensen gaat altijd via het bruggetje van de emoties. Beter gezegd: via de erkenning van de emoties. Als je geprobeerd hebt het verhaal te zien door de ogen van het familielid, is daarom de volgende stap dat je aandacht schenkt aan de emoties van het familielid. Ik waarschuw je alvast. In de regel ga je niet langdurig wroeten in emoties. Nee, het is absoluut niet de bedoeling dat deze stap ontaardt in een therapeutische sessie. Bij voorkeur schenk je maar heel kort aandacht aan gevoelens. Meestal zijn vijf à tien seconden al ruim voldoende. Maar het zijn wel cruciale vijf à tien seconden. Want als je erin slaagt de emoties achter de kritiek te herkennen, zal het gesprek daarna veel gemakkelijker verlopen.

Stel dat een familielid tegen je uitvaart door te zeggen: 'Waarom heb je me niet verteld dat mijn moeder gevallen is? Ik verlies zo het vertrouwen in jullie, want wat houden jullie dan nog méér voor me achter?' Je hoort dat het familielid harder praat dan gewoonlijk en ziet ook rode vlekken in de hals. Wat doe je?

Je zegt: 'Het klinkt alsof ik uw vertrouwen erg heb beschaamd. Ik kan me voorstellen dat u kwaad bent op mij en mijn collega's.' Als het familielid dan zegt dat dit klopt, accepteer dan zijn of haar gevoelens in plaats van op een kritische of vijandige manier (de agressieve reactie) of terugtrekkend en de rol van het slachtoffer spelend (de passieve reactie) te reageren. Als het familielid zegt: 'Ik ben inderdaad erg overstuur!' dan kun jij zeggen: 'Ik ben blij dat u het me verteld hebt, zelfs al raak ik ervan over mijn toeren.' Deze reactie houdt in dat je je menselijke reactie om terug te slaan en te vechten bedwingt. Waarschijnlijk voel je je net zo bezeerd en boos als het familielid en wil je bewijzen dat hij of zij het bij het verkeerde eind heeft. Hou je echter in.

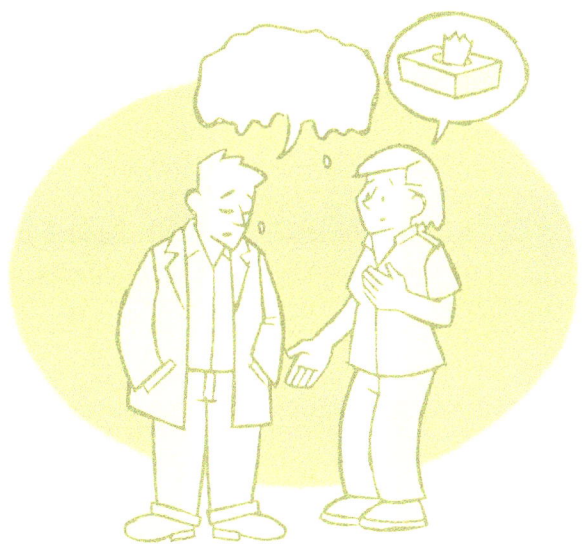

Laten we gevoelsempathie eens oefenen.
Een voorbeeld.

> Stel je voor dat je als verpleegkundige in een verzorgingstehuis werkt en een familielid werpt je dit voor de voeten:
> 'Elke zaterdag reis ik het hele eind van Friesland naar Zeeland om mijn moeder hier te bezoeken. Ik neem haar dan zo veel mogelijk mee naar buiten. Want mijn moeder is een buitenmens, altijd geweest. Nu las ik deze week in een artikel dat mensen in verpleeghuizen en verzorgingstehuizen die regelmatig buiten komen, veel minder kans lopen om een depressie te krijgen en ook dat hun geheugen dan langer goed blijft. Mijn moeder zegt dat ze behalve de zaterdag dat ik er ben, bijna nooit buiten komt en dat ze pech heeft dat ze maar één kind heeft, een kind dat ook nog zo ver weg woont. Het is echt een schande dat mensen die in een verpleeghuis wonen, minder buiten komen dan gevangenen. Die worden elke dag gelucht. Hoe kan dat nou in een welvarend land als het onze? Een schande is het! Na het lezen van het artikel heb ik me flink op zitten winden. Ik vind dat u ervoor moet zorgen dat de mensen hier ook elke dag even naar buiten kunnen!'

Hoe zou je hier kunnen reageren?
Dit is een mogelijke reactie.
'U zegt dat u zich flink opwindt – en zo klinkt het ook – omdat we uw moeder nooit helpen buiten te komen. En u bent daarom ook boos op ons? Begrijp ik u zo goed?'

Ik geef een tweede voorbeeld. Bedenk ook hier eens hoe je in je reactie de gevoelens van het familielid zou kunnen bevestigen.

> Een dochter beklaagt zich over de verzorging van haar moeder bij een verpleegkundige van het verpleeghuis:
> 'Mijn moeder is door jullie in een zogenaamd prikkelarm milieu geplaatst. Ze ligt alleen op een kamer en mag bijna geen mensen ontmoeten. Ze mag ook niet naar buiten. Tijdens de maaltijd zit ze alleen aan een tafeltje. Jullie zeggen dat ze volledige rust nodig heeft. Maar weten jullie wel dat moeder zich

> altijd het beste heeft gevoeld als ze onder de mensen is? Het is echt een gezelligheidsdier. Ze gaat kapot als ze geen prikkels krijgt. Dan wordt ze depressief en eenzaam. Dat is ze nu al. Laat me gauw de psycholoog of arts eens spreken die dit bedacht heeft. Ik kan dit niet langer aanzien.'

Wat zou je reactie zijn? Hier zou je kunnen zeggen:
'U zegt dat u het niet langer aan kunt zien en dat u daarom de behandelverantwoordelijke wil zien. U klinkt wanhopig en boos? Hoor ik dat goed?'

Bij het verwoorden van gevoelens zit je altijd goed als je het woord 'boosheid' noemt. Elk familielid dat kritiek op je levert, ervaart namelijk gevoelens van boosheid. Mensen verschillen slechts in de mate van boosheid. De lichtste vorm van boosheid duiden we aan met 'teleurstelling', de hevigste vorm van boosheid met 'laaiend' of 'razend.' Ik zei het al eerder: gevoelens van boosheid doven de lamp van de redelijkheid. De boosheid moet geuit worden en erkend worden. Dan pas wordt iemand weer voor rede vatbaar. Dit is ook wetenschappelijk aangetoond. Lees het volgende artikel uit het *Algemeen Dagblad* van 5 december 2005:

*Als een situatie niet wordt opgelost, blijven mensen boos*
**'LAAT BOZE KLANT UITRAZEN.'**
**Door boze klanten gelegenheid te bieden hun klacht te uiten, voorkomen bedrijven dat de klant overloopt naar een ander. Dit concludeert econoom Roger Bougie in zijn proefschrift.**
*Miranda Megens*
*Tilburg*
**Bedrijven en instellingen kunnen boze klanten het beste hun hart laten luchten. Zo voorkomen zij wraak van de klant of diens vertrek naar een concurrent. 'Bovendien, hoe bozer mensen zijn, hoe groter de kans dat ze negatieve informatie doorgeven aan anderen,' stelt econoom Roger Bougie van de Universiteit van Tilburg.**
**Bougie promoveert woensdag op het proefschrift over de boze klant. Hij onderzocht daarvoor onder meer de wraakfantasieën van mensen.**
**Bougie bracht proefpersonen in situaties waarin ze slecht werden behandeld. De vermeende wraakacties liepen uiteen van met het hele elftal gaan**

eten bij de pizzeria 'omdat het dan altijd verschrikkelijk uit de hand loopt' tot een fietsenmaker een 'dierbare' fiets helemaal laten opknappen en hem nooit ophalen.

Bougie: 'Door al die scenario's te bedenken, worden de mensen nog bozer dan ze al waren.'

Als een situatie niet wordt opgelost, blijven mensen boos. 'Wraak nemen is een manier om van de boosheid af te komen.'

Uit het proefschrift blijkt volgens Bougie dat bedrijven te weinig aandacht besteden aan boosheid van klanten. 'Tevredenheid of ontevredenheid wordt wel gemeten, maar dat is een te algemene emotie. Boosheid is een vaak voorkomende emotie na fouten van bedrijven en die boosheid heeft een sterke invloed op het gedrag van mensen.' Door geen algemene, maar specifieke emoties te meten, is het gedrag van klanten volgens Bougie beter te voorspellen.

Uit het proefschrift van Bougie bleek dat mensen onder meer boos worden als bedrijven zich niet aan hun afspraken houden, als personeel onbeleefd is of als onzinnige regeltjes worden gehandhaafd. 'Iemand laten wachten aan de kassa vanwege een telefoontje is een vernederende ontkenning van de klant. Dan moet je de waardigheid van de klant weer in evenwicht brengen door empathie.'

Volgens Bougie lijken organisaties en consumenten het meest te profiteren van een situatie waarin klanten klachten kwijtkunnen. Dan hebben organisaties de gelegenheid fouten te herstellen. Dat neemt boze gevoelens weg en vermindert de neiging om negatieve informatie te verspreiden.

Een voorbeeld uit de zorg.

> Een ouderpaar heeft felle kritiek op de behandelend arts van de instelling voor verstandelijk gehandicapten waar hun 32-jarige zoon Frenk woont:
> 'Het had heel anders kunnen aflopen met onze zoon. We hopen dat u zich dat ook realiseert. U herinnert zich vast nog wel dat Frenk al enige weken last had van buikpijn en diarree. Toen Frenk tien dagen geleden op een zondagochtend weer klaagde over buikpijn, hebt u hem medicatie voorgeschreven. We hoorden later van de begeleiding dat u dacht aan nier- of galstenen. Toen wij die middag op bezoek kwamen, klaagde Frenk zo rond vijf uur weer over pijn. Mijn man heeft zijn hand op de buik van Frenk gedrukt en die gilde het toen uit van de pijn. Wij dachten toen meteen aan een blindedarm

> omdat onze jongste vijftien jaar geleden ook hieraan is geopereerd en toen ook op die plek veel pijn had. We hebben de begeleider erbij geroepen en die heeft de aanwezigheidsdienst gebeld. De begeleider vertelde ons dat ze u nooit zelf mag bellen maar dat ze buiten kantoortijden de aanwezigheidsdienst moet bellen die u dan wel kan vragen om te komen. De dienst heeft u inderdaad gevraagd om met spoed te komen. De begeleider vertelde ons ook dat u zou komen. Omdat we toen inmiddels heel erg bezorgd waren geworden, hebben we uw komst niet meer afgewacht, maar onze zoon met onze eigen auto naar het naburige ziekenhuis gebracht. Daar is hij meteen opgenomen. Enfin, dat is u ook allemaal verteld. De jonge arts van de eerste hulp schrok erg toen ze onze zoon onderzocht. Zij heeft bloed laten prikken en medicijnen gegeven. Ons raadde ze aan 'hier werk van te maken en het er niet bij te laten zitten,' want volgens haar was er sprake van een levensbedreigende situatie. Een dag later is een foto gemaakt van de buik, die uitwees dat een operatie nodig was om een geperforeerde blindedarm te verwijderen. De operatie vond dinsdagochtend plaats en is gelukkig goed verlopen. Nogmaals, het had heel anders kunnen aflopen en dan zou u niet jarig zijn geweest.'

Hoe zou de arts hier kunnen reageren? Hier volgt zijn reactie.
De aangeklaagde arts liet de ouders uitspreken en zei toen:
'U bent erg boos op me omdat u een deskundiger en sneller optreden van me had verwacht en omdat het allemaal maar net goed is gegaan met Frenk?' Toen de arts aldus reageerde, viel het hem op dat de ouders meteen wat meer ontspannen in hun stoel gingen zitten en dat hun gebalde vuisten weer gewone handen werden. Vaak is er bij de familie naast boosheid ook nog angst, bezorgdheid, verdriet, wanhoop, schuld en schaamte in het spel, maar deze gevoelens hebben geen betrekking op jou, maar op het hulpbehoevende of zieke familielid waar men voor opkomt. Ik voeg er meteen aan toe – en dat zal je vast ook bekend zijn – dat gevoelens van angst, verdriet, frustratie, enzovoorts de brandstof zijn voor de boosheid. Het komt er daarom op aan in je reactie woorden als 'boosheid', 'irritatie' of 'teleurstelling' te benoemen. Als je het gevoel van boosheid – of een ander gevoel – benoemt, gebeurt er vaak

iets magisch. Doordat het familielid zich begrepen voelt, wordt zijn gevoel van boosheid meteen minder. Alsof er een stemmetje in zijn hoofd fluistert: 'Iemand die mijn gevoel opmerkt, is net zo'n menselijk wezen als ik en daar kan ik niet echt boos op zijn.' Vaak is de reactie dan ook: 'Niet echt boos, maar eerder teleurgesteld.' Familieleden zullen maar zelden de woorden 'boos' of 'kwaad' in de mond nemen. Net als wij allemaal zijn ze er huiverig voor om gevoelens uit te spreken. In plaats daarvan maken ze hun gevoelens kenbaar via lichaamstaal en bepaald woordgebruik. Over dat laatste, 'bepaald woordgebruik', verderop meer.

Over lichaamstaal wil ik eerst iets zeggen. Iets, dus niet zoveel, want waarschijnlijk weet je hier al het nodige van. Ik vertel je vast niets nieuws als ik zeg dat boosheid veel non-verbale verschijningsvormen heeft, zoals harder gaan praten, gebalde vuisten, een rood aangelopen gezicht, een boze gelaatsuitdrukking, ogen 'vol vuur', letterlijk de tanden laten zien, snuivend praten, dicht bij de ander komen (binnen iemands persoonlijke, onzichtbare territorium), met de vinger wijzen, schoppende voetbewegingen maken (bij mensen die zitten), enzovoorts. Mensen zijn zich er vaak niet van bewust dat ze hun gevoelens zo verraden. Non-verbaal gedrag vertoon je vaak zonder dat je je er bewust van bent en het onttrekt zich vaak aan de eigen controle. Als je er goed op let, ben je beter in staat om bij kritiek gevoelens van boosheid te verwoorden.

Een voorbeeld.

> Een dochter zegt, met ogen die vuur schieten, tegen het afdelingshoofd van de afdeling orthopedie: 'Ik hoorde zojuist van moeder dat ze overmorgen naar huis toe kan. Maar dat bestaat toch helemaal niet? Vader is ook al 82 en net een week geleden ontslagen uit het ziekenhuis. Hij heeft een beroerte gehad en kan nog niet veel. Dat is jullie toch ook bekend. Moeder kan bijna niets. Jullie zeiden zelf dat ze nog helemaal moet revalideren van haar heupbreuk. Als ze thuiskomt, dan wordt vader helemaal overvraagd, want dat is een goedzak die alles doet wat moeder vraagt. Binnenkort kunnen jullie ze allebei weer komen ophalen. Ik snap niet dat jullie dat niet inzien. Jullie zeggen zelf dat het beter zou zijn als ze in het verpleeghuis zou revalideren, waarom laten jullie haar dan gaan? Moeder heeft beginnende dementie en overschat haar eigen mogelijkheden. Bovendien willen demente mensen altijd naar huis, dat

> weten jullie toch ook. Ik ben de enige dochter en woon bijna honderdveertig kilometer van mijn ouders vandaan. Ik heb weliswaar twee broers, maar een heeft twintig jaar geleden met mijn ouders gebroken en de ander is een alcoholist en leeft in de goot. Ik weet niet wat ik moet als moeder over twee dagen thuiskomt. Als er wat met hen gebeurt, dan klaag ik jullie aan. Dat weet ik zeker. Ik heb u bij dezen gewaarschuwd.' Terwijl de dochter de laatste zin uitspreekt, balt ze haar vuisten.

Behalve non-verbaal maken mensen gevoelens van boosheid ook kenbaar via bepaalde woorden, zinnen of uitdrukkingen. Ogenschijnlijk duiden ze op inhoud, maar ze geven vooral en in de eerste plaats gevoelens weer. In het voorbeeld van zojuist wemelde het ervan. Ik noem er slechts vijf:
– Maar dat bestaat toch helemaal niet?
– Dat is jullie toch ook bekend.
– Ik snap niet dat jullie dat niet inzien.
– Waarom laten jullie haar dan gaan?
– Dan klaag ik jullie aan.
Al deze zinnen brengen op het oog een bepaalde inhoud over. Echter, veel meer dan dat brengen ze gevoelens over. Namelijk vooral die van boosheid en wanhoop.
De kunst is om dergelijke gevoelsgeladen zinnen op te merken, eruit te lichten en ze te vertalen naar een gevoel. Zoals ik bij de eerste twee casussen van dit hoofdstuk ook deed. Ter herinnering: 'U zegt dat u zich flink opwindt – en zo klinkt het ook – omdat we uw moeder nooit helpen buiten te komen. En u bent daarom ook boos op ons? Begrijp ik u zo goed?' En: 'U zegt dat u het niet langer aan kunt zien en daarom de behandelverantwoordelijke wil spreken. U klinkt wanhopig en boos? Hoor ik dat goed?' Bij elke gevoelsinterpretatie is het wel van belang om het familielid ruimte te laten voor ontkenning of nuancering. Vandaar het vraagteken of de toevoeging 'begrijp ik u zo goed?'. Zoals gezegd zullen familieleden deze ruimte nogal eens gebruiken om te 'dimmen' ('Ik ben niet boos, maar teleurgesteld').
Bij kritiek komt het er dus op aan om gevoelens die je bij het familielid meent op te merken, te verwoorden. Probeer uit het volgende stukje ook eens de gevoelsgeladen zinnen of woorden te halen:

Een voorbeeld.

> Een moeder die zich beklaagt bij het hoofd van de afdeling Interne geneeskunde van een algemeen ziekenhuis:
> 'Ik heb me lang ingehouden, maar nu moet ik er wat van zeggen. Mijn zoon moet hier herstellen van een zwaar verkeersongeval. Hij heeft zijn rust hard nodig. Maar hij heeft me nu al vier keer gezegd dat hij hier heel slecht slaapt. Zo herstelt hij toch nooit. De meneer naast hem ligt de hele tijd te bulderen van het hoesten en dan heeft hij ook nog zo'n spuugbakje waar hij elk uur heel hard in zit te rochelen en te spugen. Ook tijdens het eten van mijn zoon. Smakelijk is dat! En 's nachts lopen de verpleegkundigen voortdurend de kamers binnen. Als mijn zoon zo al niet wordt gewekt, dan wel van de geluiden op de gang. De kamer waar mijn zoon ligt, heeft niet voor niets een deur, waarom gaat die in godsnaam nooit dicht? Mijn zoon is altijd iemand geweest die licht slaapt en nu moet hij herstellen in een kamer waar meer herrie is dan in een doorsnee café. Ik erger me aan deze gang van zaken.'

Welke gevoelsgeladen zinnen kun je gebruiken voor een empathische reactie?
Je hebt het waarschijnlijk ook gezien. De zinnen waar de boosheid van af te scheppen is, zijn: 'Ik heb me lang ingehouden ...', 'Zo herstelt hij toch nooit.' en 'Ik erger me aan deze gang van zaken'. Ook de volgende zinnen laten niets aan duidelijkheid te wensen over: '... al vier keer gezegd dat hij hier heel slecht slaapt.', '... de hele tijd te bulderen van het hoesten ...', '... zo'n spuugbakje waar hij elk uur heel hard in zit te rochelen en te spugen.', 'Smakelijk is dat.', 'En 's nachts lopen de verpleegkundigen voortdurend de kamers binnen.', '... Waarom gaat die [deur] in godsnaam nooit dicht?' en '... herstellen in een kamer waar meer herrie is dan in een doorsnee café.' Zoals gezegd hoef je een of twee van deze zinsnedes maar te herhalen en te voorzien van een gevoelsduiding plus vraagteken: 'U zegt dat u zich lang heeft ingehouden en ook dat u zich ergert aan deze gang van zaken. U bent boos op het ziekenhuis, klopt dat?' Wil je dat een familielid meteen een beetje kalmer wordt, dan kun je de truc toepassen van gevoelsoverdrijving. Je zegt dan bijvoorbeeld: 'U bent verschrikkelijk boos, hè?' Niemand staat

graag bekend als iemand die verschrikkelijk boos is. De reactie is dan meestal: 'Nou, verschrikkelijk boos is overdreven. Een beetje.' Het komt ook voor, maar niet zo vaak, dat mensen zelf zeggen dat ze boos zijn. Dan hoef je niet meer te raden naar het gevoel. Nu is het zeker geboden om het familielid te laten weten dat je gehoord hebt wat het zei: 'U bent boos op mij (de instelling, de behandelend arts, enzovoorts)?' Ook hier weer het kleine, nauwelijks hoorbare vraagteken. Het vraagteken is net als bij het sleutelwoord niet bedoeld om wat het familielid zei, te veroordelen ('Hoe kunt u nu boos zijn?'), maar om het familielid de gelegenheid te geven om uit te razen, nog iets meer over de boosheid te vertellen of om het gevoel van boosheid te nuanceren.

Bij de bespreking van strategie 2 (het probleem door de bril van het familielid proberen te zien) zei ik dat het antwoord op een vraag met een superlatief ('het ergste', 'het meeste') vaak de kern aangeeft van de kritiek van het familielid. Het zal je nu niet verbazen te horen dat het gevoel van boosheid van het familielid altijd te maken heeft met het antwoord op de superlatiefvraag. Stel dat je bijvoorbeeld de vraag hebt gesteld: 'Wat vindt u nu het belangrijkste punt van kritiek. Zou u me dat willen vertellen?' En stel dat het antwoord hierop was: 'Dat de arts steeds om de vraag heen draaide wat de oorzaak was van de complicatie die bij de operatie van mijn man optrad.' Hoe lang en breed het verhaal van de arts ook was, het gevoel van boosheid zal dan zeker te maken hebben met wat in deze ene zin naar voren komt: niet eerlijk te zijn geïnformeerd over de oorzaak van de complicatie.

In dit hoofdstuk heb ik laten zien hoe belangrijk het is om aandacht te schenken aan gevoelens. Wat moet je dus niet doen? De meest gemaakte fout is: geen aandacht schenken aan het gevoel, maar louter op inhoudsniveau blijven praten. De kans dat je het gesprek met een tevreden gevoel zult afsluiten, is dan niet groot. Gevoelens zijn net mensen. Ze willen opgemerkt worden. Gebeurt dat niet, dan gaan gevoelens zich nog meer roeren. Via allerlei poriën dringen gevoelens van ongenoegen dan naar buiten. Gevoelens willen aandacht, maar ook weer niet te veel. Dan worden ze, om het maar eens met een gevoel uit te drukken, verlegen. Ga daarom niet wroeten of te lang stil staan bij gevoelens. Dan gaat het familielid zich ongemakkelijk voelen. Meestal is één zin of één woord waarmee je laat zien dat je het gevoel hebt opgemerkt, voldoende. Een vraag als: 'Kunt u nog wat méér vertellen over uw gevoel?' lijkt een invoelende vraag, maar is juist iets te veel van het goede. Overdaad schaadt, ook bij het aandacht geven aan gevoelens.

Vraag ook nooit naar de oorzaak van het gevoel, zoals: 'Waar komt dat gevoel vandaan?' Deze vraag is 'fout' omdat hij een ontkenning impliceert van het gevoel. Van gevoelsniveau stap je dan abrupt over op verstandsniveau. De boodschap die je zo overbrengt, is: ik weet me geen raad met uw gevoel. De waarom-vraag is hier ook fout omdat de ander het gevoel krijgt dat hij zijn gevoel moet verantwoorden. En zoals je weet, gevoelens zijn nooit fout.

De laatste misser die je kunt maken, is dat je het gevoel veroordeelt of probeert te bagatelliseren. 'Maar mevrouw, daar hoeft u toch niet zo boos over te worden?' Dergelijke, als sussend bedoelde zinnen werken als olie op het vuur. Alleen een familielid uitlachen om zijn gevoel is nog erger.

## Hoofdpunten strategie 3 – Aandacht tonen voor gevoelens van het familielid

Waarom aandacht tonen voor gevoelens van het familielid:
– om echt contact te maken;
– om het familielid nog meer tot bedaren te laten komen.

Hoe aandacht tonen voor de gevoelens van het familielid:
– door te vragen naar gevoel(ens);
– door gevoelens te interpreteren vanuit non-verbaal gedrag of uit gevoelsgeladen zinnen of woorden;
– door gevoelens die door het familielid worden geuit, te herhalen.

# 6 Strategie 4 – Vragen naar verwachtingen

'Als ik met iemand een gesprek wil beginnen, besteed ik een derde van mijn tijd aan denken aan mijzelf en wat ik zal gaan zeggen, en twee derde aan hem en wat hij zal gaan zeggen.' (Abraham Lincoln)

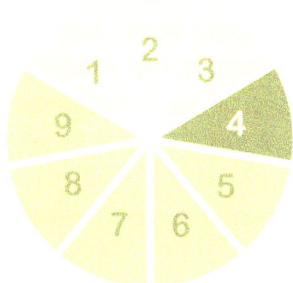

Herinner je je nog de centrale boodschap van hoofdstuk 1, namelijk dat de meeste conflicten te maken hebben met onuitgesproken verwachtingen? Toen je dat las, wist je meteen al wat je in het vervolg moet doen bij conflicten. Juist ja: naar verwachtingen vragen. Je bent immers geen helderziende en kunt dus geen gedachten lezen.

Familieleden van cliënten naar hun verwachtingen vragen, kun je het beste doen via het stellen van de simpele vraag: 'Wat zou u het liefste willen dat ik nu voor u doe?' Met deze vraag krijg je bijna altijd de onuitgesproken verwachting boven tafel. Waarom?

De vraag bevat de superlatief 'het liefste'. Dit woordje staat er niet voor niets in. De vraag zonder deze superlatief ('Wat zou je willen dat ik doe.') is minder uitnodigend. De zin mét superlatief betekent: wees zo vrij om echt te zeggen wat u wilt, ik sta er helemaal voor open. Daarbij zet deze vraag het familielid ook meer aan tot goed nadenken: 'Ja, wat wil ik nou precies?' En dat is nou net wat je graag wilt bereiken.

De vraag bevat ook het woordje 'ik'. Het familielid heeft kritiek en went zich tot jou. Het kan zijn dat de kritiek ook direct op jou gericht is. Het is ook mogelijk dat de kritiek niet op jou is gericht maar op de instelling waarvoor je werkt of op het team waarvan jij deel uitmaakt, en dat jij de medewerker bent die het familielid het eerste ziet of dat jij het beste benaderbaar bent. Maar of de kritiek persoonlijk is of niet, het familielid wil in alle gevallen dat je luistert en dat je je voor de kritiek openstelt.

Als een familielid iets dwarszit zit en hij of zij dit tegenover jou uit, kunnen er grofweg twee wensen achter verscholen liggen. Het kan zijn dat het familielid alleen maar verlichting zoekt door het hart te luchten. Zoals wij er allemaal weleens behoefte aan hebben om te klagen over het weer, de drukte op het werk, het gebrek aan vrije tijd, verkeerde beslissingen van de overheid, de toenemende milieuvervuiling, files, enzovoorts. Een variant op klagen is dat men alleen maar de eigen kant van een verhaal wil laten horen. Ook dat is een heel menselijke eigenschap. De volgende tekst is er een voorbeeld van (Neil Flanagan & Jarvis Finger, 2003).

*Roy Feldman, een hoge baas van een grote Amerikaanse autofabriek vertelt:*
*'Nadat ik naar zijn klacht heb geluisterd, vertel ik de medewerker die met de klacht komt niet wat ik ga doen. Ik vraag hem wat hij wil dat ik voor hem doe. Ik heb mensen gehad die geheel perplex stonden en zeiden: "Mr. Feldman, eerlijk, ik weet het echt niet. Ik heb hier niet over nagedacht. Ik wilde alleen dat iemand voor de verandering mijn kant van het verhaal eens zou willen aanhoren. U hebt dat nu gedaan. Dat is genoeg. Ik ben tevreden nu."*
*Soms vertellen ze me wat ze verwachten dat ik voor ze doe. Vijfennegentig van de honderd keer vragen ze minder dan wat ik hen anders spontaan zou hebben geboden. Als ik hen dan vervolgens meer geef dan ze vroegen, dan staan ze verbaasd over mijn vrijgevigheid.*
*Of het nu op de ene of op de andere manier afloopt, als ze bij me weggaan zijn ze heel voldaan. In beide gevallen hebben ze ook zelf het antwoord gegeven. Ze moeten daarom ook wel heel tevreden zijn met het eindresultaat.'*

Een familielid kan ook nog iets anders van je willen dan een luisterend oor, namelijk een excuus, een oplossing, een toezegging of een bepaalde actie. Het kan zijn dat het familielid wil dat je zelf 'sorry' zegt of een bepaalde actie onderneemt, of dat jij de kritiek overbrengt naar de organisatie of je team. Wat een familielid dat

kritiek heeft van je wil, kun je alleen maar aan de weet komen door ernaar te vragen. Als je dit doet, kun je bijna altijd klachten achteraf, of een conflict, voorkomen (meer hierover in hoofdstuk 13).
De vraag stellen wil niet zeggen dat je het verzoek ook inwilligt. Lang niet alle wensen zijn reëel of realiseerbaar. Familieleden vragen soms dingen die om juridische of ethische redenen niet kunnen of mogen. Soms willen ze iets waar geen geld voor is. Elke instelling is gebonden aan een budget en moet daarom grenzen stellen aan de zorg. En soms botst de uitvoering van een wens met de belangen van medepatiënten. Zo gaat extra aandacht voor de ene patiënt ten koste van die voor andere patiënten. Het kan ook zijn dat uitvoering van een wens ten koste gaat van de gezondheid van de patiënt. Familieleden overschatten of onderschatten soms de mogelijkheden van hun naaste en in beide gevallen vragen ze soms dingen die de patiënt niet ten goede komen. Het gebeurt dat ze kritiek hebben omdat ze te weinig van de diagnose of de zorg weten. Of dat ze een eerdere mededeling over mogelijke (onschuldige) bijwerkingen van ingrepen of behandelingen niet goed hebben gehoord of begrepen.
Een voorbeeld.

> Een moeder komt heel boos op het consultatiebureau en zegt dat haar kindje na de vaccinatie een dik rood been heeft gekregen. Ze valt erg tegen de consultatiebureau-arts uit omdat ze bang is dat haar kindje niet meer goed zal kunnen lopen. Als de jonge en onervaren arts, die helemaal overrompeld is, zegt dat zwelling en roodheid regelmatig voorkomen na een vaccinatie, verwijt de moeder de arts dat zij hier vooraf niets over heeft gezegd. De arts herinnert zich dat zij dat wel gedaan had.

De kritiek is hier dus niet terecht maar wel begrijpelijk. Zeker als je weet dat de meeste mensen zich een week na een consult nog maar vijf procent herinneren van wat de arts heeft verteld.

Hoe het ook zij, je hoeft niet elk verzoek in te willigen, noch de familie op alle punten gelijk te geven. Maar het is wel belangrijk om de behoefte of wens van de familie te kennen en hierop te reageren.

Zolang dat niet gebeurt, blijft de bron van kritiek bestaan en bestaat ook de mogelijkheid dat kritiek uitgroeit tot een conflict.
Als je weet wat het familielid van je wil, kun je ook je positie bepalen. Wil ik gehoor geven aan de wens? Dat doe je overigens nog niet in deze fase van het gesprek, maar even verderop. Het gaat er nu eerst om te achterhalen wat het familielid wil. In het voorbeeld van zojuist zou de cb-arts er dan ook goed aan gedaan hebben om – na het toepassen van de drie eerder genoemde strategieën – de vraag naar de verwachtingen te stellen: 'Kunt u mij vertellen wat u het liefste wil dat ik voor u doe?' De vrouw in dit voorbeeld zou dan bijvoorbeeld kunnen zeggen dat ze excuses wil, of een geruststelling.

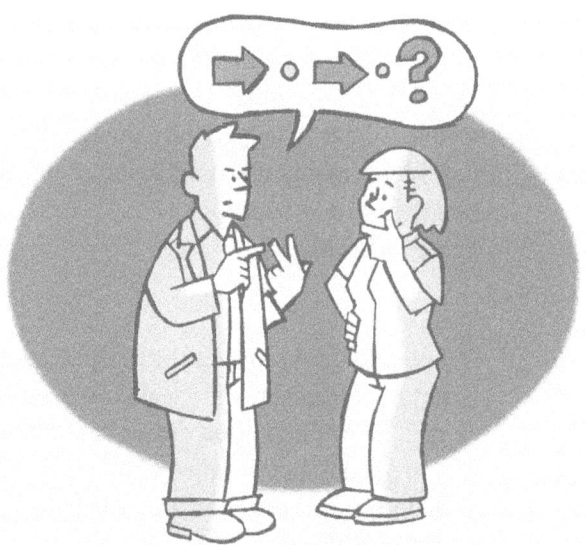

De meeste familieleden kunnen goed verwoorden wat ze willen als men naar hun verwachtingen vraagt. Laat ik een ander voorbeeld geven.

> Een man belt de gynaecoloog van zijn vrouw en zegt: 'Twee uur geleden belde mijn vrouw u voor de uitslag van het uitstrijkje. Ze zei dat u haar de uitslag niet wilde geven, maar eerst vroeg wanneer ze op vakantie ging. Toen mijn vrouw zei: 'Overmorgen', zei u: 'Ga dan maar eerst lekker op vakantie en dan geef ik u nu mijn secretaresse voor een afspraak voor na

> uw vakantie.' Hoe denkt u dat we nu een lekkere vakantie kunnen hebben? Drie weken onzekerheid. Dacht u dat we in zo'n situatie kunnen ontspannen? Sorry dat ik het zeg, maar van een gynaecoloog verwachtte ik wat meer inlevingsvermogen. Ik bel niet alleen voor mezelf en mijn vrouw, maar ook voor andere vrouwen die wachten op de uitslag van een uitstrijkje en met vakantie gaan. Ja, ik ben niet gauw boos, maar nu wel.'

De gynaecoloog was zo verstandig om (deze keer) naar de verwachtingen van de man te vragen: 'Wat wilt u dat ik doe?' Wat denk je dat de man die opbelde, zei?
Het ligt inderdaad voor de hand. De man wilde vóórdat hij met zijn vrouw op vakantie ging de uitslag weten, telefonisch. 'Het maakt niet uit of het een slechte uitslag is. Want daar kunnen we beter mee leven dan met onzekerheid. Ik geef nu de telefoon aan mijn vrouw, die naast me staat.' De gynaecoloog vertelde toen de diagnose.

Nog een voorbeeld.

> Een zus van een verstandelijk gehandicapte man belt een woonbegeleider van een instelling voor verstandelijk gehandicapten.
> 'Mijn broer is drie weken geleden verhuisd naar een andere woning. Op zijn oude adres staan nog steeds een paar verhuisdozen. Daar zit onder andere zijn radio in. Die mist hij erg. Op zijn oude adres komt ook nog steeds de tv-gids en andere post binnen. Onder andere het staatslot waar mijn broer altijd met spanning naar uitziet. Nee, ik vind dat de verhuizing niet goed geregeld is.'

Het is niet moeilijk te raden wat deze zus wilde. Namelijk dat de verhuisdozen alsnog naar het nieuwe adres van haar broer werden verhuisd en dat de adreswijziging werd doorgegeven zodat de post voortaan ook weer aankwam. En, zoals zo vaak, wilde ze ook excuses, hetgeen voor haar óók betekende: het is sportief van je dat je me gelijk geeft. Heel vaak wil men dat jij of de instelling 'sorry' zegt, lering trekt uit kritiek en bij soortgelijke situaties in de toekomst anders handelt.

Zoals gezegd, wil het familielid dat kritiek uit dat je simpelweg luistert óf dat je actie onderneemt. Het kan ook gebeuren dat het familielid zelf nog niet precies weet wat het wil. In dat geval is het verstandig het familielid te helpen om dit duidelijk te krijgen. Een voorbeeld.

> Een moeder heeft kritiek op een psychiater:
> 'Mijn zoon is nu al een halfjaar bij u in behandeling. Ik zie maar geen vooruitgang. Mijn zoon zelf is ook niet tevreden over de behandeling. Hij zegt dat hij heel veel moet praten en dat u zelf bijna niets zegt. Hij twijfelt eraan of hij zo beter wordt. En anders ik wel. Daar komt bij dat hij de pillen die hij van u krijgt, al lang niet meer slikt omdat hij daar misselijk van wordt. Hij zegt dat hij u dit niet gezegd heeft. Ik vind het wel gek dat hij dit wel tegen mij zegt en niet tegen u, terwijl u toch de psychiater bent.'
> Toen de psychiater deze moeder vroeg wat ze het liefst van hem wilde, antwoordde de vrouw: 'Ik weet het niet zo goed. Daar heb ik nog niet goed over nagedacht.'

Als jij in de schoenen van de psychiater zou staan, zou je mogelijk besluiten het hierbij te laten. Maar in een dergelijke situatie is het beter om te proberen te achterhalen welke wens achter de klacht schuilgaat. Als je de verborgen wens niet op tafel krijgt, gaat het vroeg of laat toch weer wringen of knellen.

Om helderheid te krijgen, kun je zelf een suggestie doen. Als je de nodige praktijkervaring hebt, weet je doorgaans wel in welke richting je het moet zoeken. Vaak kun je het met wat gezond verstand of enig inlevingsvermogen ook al raden. Hier zou je als psychiater bijvoorbeeld kunnen zeggen: 'Het klinkt alsof u wanhopig bent en van mij een duidelijke toezegging of voorspelling wilt ten aanzien van de voortgang van de behandeling.' Een andere suggestie die je zou kunnen doen: 'Kan het zijn dat u het vertrouwen in mij verloren hebt en liever een andere behandelaar voor uw zoon wilt zoeken?'

Ik kan me voorstellen dat je, als je in de schoenen van de psychiater zou gaan staan, wat moeite zou hebben om de tweede suggestie te doen. Want stel dat de vrouw dan volmondig 'ja' zou zeggen. Het is uiteraard niet prettig om te horen dat iemand je niet bekwaam genoeg acht. Maar toch is het beter om te horen wat iemand denkt. Alleen zo kun je het gesprek aangaan en verder komen.

Toen ik opgeleid werd tot klinisch psycholoog raadde mijn supervisor me aan om aan het eind van het intakegesprek altijd aan de patiënt te vragen of ik na dit eerste gesprek een gesprek mocht hebben met zijn belangrijkste naaste, meestal zijn partner, vader of moeder of een van zijn kinderen. Ik volgde dit advies uiteraard op en kan me geen patiënt herinneren die niet met mijn verzoek instemde. Via deze heteroanamnese kreeg ik vaak informatie die de behandeling erg ten goede kwam. Ik merkte ook dat de naaste van de patiënt dit gesprek enorm op prijs stelde omdat hij of zij het gevoel kreeg ook een bijdrage te kunnen leveren aan de behandeling.
Waarom ik dit vertel? Welnu, als een familielid kritiek op je heeft, is dat vaak een symptoom van het gevoel van miskenning. Het familielid had voor zichzelf een andere rol in gedachten ten aanzien van de behandeling of zorg voor de naaste. In het voorbeeld van zojuist kan het zijn dat de moeder zich de rol van belangenbehartiger of zaakwaarnemer van haar zoon had toegedicht en dat ze om die reden ook steeds goed geïnformeerd wilde worden over de vorderingen en de koers van de behandeling. Deze moeder zou niet de enige zijn, want heel veel familieleden willen zaakwaarnemer zijn en goed geïnformeerd worden. De reden waarom ze dat willen, ligt voor de hand. Ze zijn niet alleen bezorgd omdat ze van hun naaste houden maar vrezen ook dat de laatste vanwege zijn lichamelijke of geestelijke aandoening niet of onvoldoende voor zichzelf op kan komen.

Ook de ouders van de zoon die geopereerd moest worden vanwege een geperforeerde blindedarm (hoofdstuk 5) voelden zich miskend. Ze verweten de arts dat hij niet tijdig aan de bel trok en hun zoon liet opnemen, en ook dat hij niet zelf was komen kijken, de avond dat ze hun zoon zelf naar het ziekenhuis hadden gebracht. Ze wilden nu van de arts een bekentenis dat hij fout had gehandeld en excuses hiervoor. 'Dat is toch wel het minste dat we mogen vragen.' Toen de arts vroeg of hij volgens hen nog meer tekortgeschoten was, zeiden de ouders in koor dat ze ook teleurgesteld in hem waren omdat hij al die jaren dat hij hun zoon als huisarts had behandeld, nooit met hen, de ouders, contact had opgenomen. 'Dat zouden we voortaan heel graag anders willen zien. Dat hebben we ook al tegen de begeleidster en teamleider gezegd. We willen niet steeds buitenspel staan.'

Hulpverleners hebben vaak te maken met privacyregels en mogen vaak zonder toestemming van de patiënt geen informatie verstrekken aan familieleden. Soms doen ze het bewust niet omdat ze vinden dat de patiënt mondig genoeg is. De familie is van dit laatste niet altijd op de hoogte of denkt soms heel anders over de mondigheid van – en de mate waarin – hun naaste voor zichzelf kan opkomen. Hoe dan ook, als hulpverlener is het altijd goed om de familie te vragen wat haar eigen visie op haar rol in de behandeling of zorg is en ook wat ze van de hulpverlener verlangt om deze rol waar te kunnen maken. Sommige familieleden willen niet alleen geïnformeerd worden om zo goed de rol van zaakwaarnemer op zich te kunnen nemen, maar (ook) om een waardevolle inbreng te kunnen hebben in de behandeling. Het familielid is ervan overtuigd – en niet ten onrechte – dat hij of zij het beste op de hoogte is van de angsten, voorkeuren, wensen, mogelijkheden en tekorten van de naaste, en wil deze ervaringskennis in de behandeling of verzorging inbrengen. De emoties kunnen daarom soms ook zo hoog oplopen. Een voorbeeld.

> Een woonbegeleider van een verstandelijk gehandicapte man: Elk jaar organiseren we voor onze bewoners een zogenaamd oliebollentoernooi met allerlei activiteiten. Een ervan is een voetbalwedstrijd. De bewoners kunnen zelf kiezen tussen voetballer of coach. Bewoner A kiest ervoor om coach te zijn. Als zijn moeder die bewuste dag de instelling bezoekt en ziet dat haar zoon niet meevoetbalt maar coacht, gaat ze, in het bijzijn van andere ouders en begeleiders, meteen haar beklag doen bij de zorgcoördinator van haar zoon, die de wedstrijd als toeschouwer volgt. 'Mijn zoon voetbalt veel liever dan dat hij coacht. Ik was speciaal gekomen om hem te zien voetballen. Jullie denken veel te min over mijn zoon. Keer op keer merk ik dat jullie zijn mogelijkheden onderschatten. Hoe vaak heb ik jullie dat niet gezegd. Jullie willen nooit naar me luisteren. Je bent bedankt, mijn dag is weer goed verpest.'

De moeder in dit voorbeeld wil niet alleen dat haar zoon meevoetbalt in plaats van dat hij coacht, ze wil ook dat er naar haar geluisterd wordt en dat ze inspraak heeft in de zorg of begeleiding van haar zoon. Het laatste zit haar hoger dan het eerste.

Deze moeder is daar expliciet in, maar vaak zeggen familieleden dit niet omdat ze vinden dat het voor zich spreekt. Om die reden is het goed om in deze stap ook te vragen naar de rol die het familielid voor zichzelf weggelegd ziet. In hoofdstuk 13 kom ik nog uitgebreid te spreken over welke rollen dat kunnen zijn.

Om aan de weet te komen wat het familielid in bredere zin verwacht, is het altijd verstandig om een vraag te stellen zoals deze: 'U hebt me net gezegd wat u wilde, wat betreft uw punt van kritiek. Ik wil u graag nog een vraag stellen die hiermee verband houdt en die wat breder is. Vertelt u me eens: betrekken we u voldoende bij de zorg voor uw naaste? Verlangt u van ons dat we u er meer bij betrekken of vindt u dat we juist te veel van u verlangen?'

Ik zeg het ook hier: de vraag stellen wil niet zeggen dat je de wens van het familielid honoreert. Maar om de lucht tussen het familielid en jou te klaren, is het vaak essentieel dat je weet en bespreekt welke rol het familielid wil spelen.

Een ander voorbeeld.

> Een vader is woedend op een ggz-instelling omdat zijn dochter een dag na ontslag een suïcidepoging heeft gedaan.
> 'Ik heb de behandelaar steeds gezegd dat het ontslag veel te vroeg kwam, maar mijn mening schijnt er niet toe te doen. Toen ze de vorige keer opgenomen werd, deed mijn dochter twee dagen na opname een suïcidepoging. Nota bene op de gesloten afdeling. Mijn dochter is weliswaar al 25 en volwassen maar ze is geestelijk in bepaalde opzichten nog een kind dat nog niet tegen het leven is opgewassen. Van een neef die psycholoog is, hoorde ik onlangs dat de familie heel erg belangrijk is voor het herstel van een psychiatrische patiënt. De opstelling van de familie zou volgens hem – en hij had dat uit een vakblad – de belangrijkste voorspeller zijn voor een nieuwe opname. Ik heb echter nooit van de ggz-instelling gehoord hoe ik me moest opstellen. Ze hebben wel vragen gesteld over onze Janna, maar ik heb nooit gehoord wat ik zelf het beste wel en niet kon doen als ze thuis is. Ik krijg helemaal geen steun van de ggz. Snappen ze dan niet dat ik en mijn vrouw

> het zelf ook moeilijk hebben met deze situatie. Niets is erger dan je eigen kind zo te zien lijden en niets te kunnen doen. Mijn vrouw en ik gaan eraan kapot.'

Wat denk je, als je deze casus leest? Wat wil de vader? Waarschijnlijk had je het goed. De vader wilde beter geïnformeerd worden over de behandeling van zijn dochter. Hij wilde zelf ook betrokken worden bij de behandeling. Hij wilde dat hulpverleners ook aandacht hadden voor zijn verdriet en dat van zijn vrouw. En ten slotte wilde hij tips en adviezen voor de omgang met zijn dochter voor als zij weer naar huis zou komen.

Overigens is het niet altijd zo dat familieleden meer bij de zorg betrokken willen worden, sommige willen juist graag een stapje terug doen.
Nog een voorbeeld.

> Een broer van een verstandelijk gehandicapte man zegt tegen een zorgdeskundige van een instelling voor verstandelijk gehandicapten:
> 'Al een paar keer heb ik meegemaakt dat ik mijn broer in geheel horizontale ligging in bed aantrof. En dat mag helemaal niet. Hij heeft een forse slikstoornis en kan zo zijn speeksel, voedsel en drinken helemaal niet goed wegkrijgen. Hij heeft zo al eens eerder een longontsteking opgelopen. Ik heb er echt moeite mee dat ik dat moet zeggen en dat jullie dat niet zelf in de gaten hebben.'
> Toen de zorgdeskundige deze man vroeg welke rol hij in de zorg van zijn broer het liefste zou willen vervullen, zei hij dat hij het liefst alleen maar af en toe op bezoek zou komen:
> 'Ik heb een druk bestaan, een vrouw en kinderen en ook nog hulpbehoevende schoonouders. Ik draag de zorg graag met liefde helemaal aan jullie over, maar dat kan ik alleen als alles goed gaat.'

## Hoofdpunten strategie 4 – Vragen naar verwachtingen

Waarom naar verwachtingen van familieleden vragen:
- niet tegemoetkomen aan verwachtingen is vaak de oorzaak van kritiek;
- familieleden vertellen vaak niet uit zichzelf wat hun verwachtingen zijn; ze denken dat je die wel kent;

Hoe vragen naar verwachtingen van familieleden:
- rechtstreeks: 'Wat zou u het liefste willen dat we nu doen?'
- het familielid ook vragen of het meer, minder of anders bij de zorg betrokken wil worden.

# 7 Strategie 5 – Eigen kijk op de zaak geven

*'Het probleem met feiten is dat er zoveel zijn.' (Samuel McCord Crothers)*

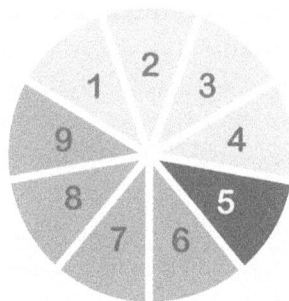

Probeer je eens de laatste keer voor de geest te halen dat een familielid van een cliënt kritiek op je had. Of als je dat te moeilijk vindt, probeer je eens de laatste keer voor de geest te halen dat een collega of een naaste (bijvoorbeeld je partner of je vader of moeder) kritiek op je had. Doe eens je best om te reconstrueren hoe het verder ging toen je de kritiek te horen kreeg. Hoe reageerde je op de kritiek? Wat zei je precies? Lees nu eens verder en kijk eens of je je herkent in wat nu volgt.

Als een familielid kritiek op je heeft, zijn er drie aspecten te onderscheiden:
– De mening of visie van het familielid op een bepaalde kwestie, bijvoorbeeld op de kwaliteit van de geboden zorg aan een naaste;
– De gevoelens die het familielid omtrent deze kwestie heeft. Bijvoorbeeld boosheid of teleurstelling over de kwaliteit van de geboden zorg;
– De verwachtingen of wensen van de familie, bijvoorbeeld: 'De kwaliteit van de zorg moet op korte termijn worden verbeterd.'

Deze drie aspecten kwamen in strategie 2, 3 en 4 aan de orde. Maar het verhaal is hiermee niet af. Jij bent er ook nog. Ook jij hebt een visie op de kwestie, jij hebt er ook gevoelens bij en ten slotte heb je ook een idee over wat er volgens jou moet gebeuren. Dat is ook in een schema weer te geven:

| familielid | | hulpverlener |
|---|---|---|
| visie | < > | visie |
| gevoelens | < > | gevoelens |
| verwachtingen/ oplossing | < > | verwachtingen/ oplossing |

Gewoonlijk wordt er bij kritiek hoofdzakelijk gesproken over de visie. Het familielid vertelt wat er volgens hem of haar mis is en de hulpverlener verdedigt zich door de eigen kijk op de zaak te geven. Aan het begin van dit hoofdstuk vroeg ik je om te reconstrueren hoe het gesprek verliep toen je de laatste keer kritiek kreeg. Ging het er bij jou ook zo aan toe dat het daarna een steekspel werd waarbij jij je probeerde te verdedigen en de ander juist zijn best deed je ervan te overtuigen dat de geuite kritiek terecht was? Deed jij je best om je in de positie van de ander te verplaatsen? Informeerde je naar de gevoelens van de ander? Waarschijnlijk heb je wel gemerkt dat de ander gevoelens communiceerde: via stemverheffing, gezichtsuitdrukking en andere lichaamstaal. Maar je 'vergat' om de gevoelens van de ander te verwoorden. Vroeg je ten slotte expliciet naar de verwachtingen van de ander? Ik geef toe, het zijn allemaal retorische vragen.

De in dit boek beschreven aanpak werkt anders. Als hulpverlener reageer je in eerste instantie niet door je eigen visie te verhelderen. Je zet je eigen kijk op de kwestie even in de wacht en probeert eerst door de ogen van het familielid naar de kwestie te kijken. Daarna heb je aandacht voor zijn of haar gevoelens en ten slotte breng je ook zijn of haar verwachtingen in kaart. Pas als je dat gedaan hebt, vraag je ruimte om zelf iets te mogen zeggen.

Dit doe je bij voorkeur als volgt. In twee of drie zinnen vat je nog eens samen hoe het familielid over de kwestie denkt. Je geeft de kritiek nog eens kort weer, je verwoordt nog eens de gevoelens van het familielid en je geeft ook weer wat het van je verwacht.
Een voorbeeld:

> 'U vertelde me dat uw moeder is gevallen zonder dat iemand u dat verteld heeft, dat u daar boos over bent en dat u graag wil dat u dit voortaan wel te horen krijgt.'

Dan zeg je:

> 'Vindt u het goed dat ik nu vertel hoe ik tegen deze kwestie aankijk? Opdat we er dan samen goed uitkomen?'

De overgang van strategie 4 naar 5, de overgang van het verhaal van de ander naar jouw eigen verhaal, is dus heel eenvoudig.
Iedereen kent het gezegde: 'Wil je dat er naar je geluisterd wordt, begin er dan zelf mee.' Welnu, als hulpverlener heb je in de eerste stappen het goede voorbeeld gegeven. Je bent niet in de valkuil getrapt door meteen jouw mening tegenover die van het familielid te stellen, maar hebt eerst je best gedaan om het familielid te begrijpen. Als je uiteindelijk zelf aan de beurt bent, is het gespreksklimaat ook zodanig dat je rustig je verhaal kunt doen. Het familielid is nu waarschijnlijk zelfs benieuwd naar je verhaal. Uiteindelijk wíl het familielid ook een reactie van jou.

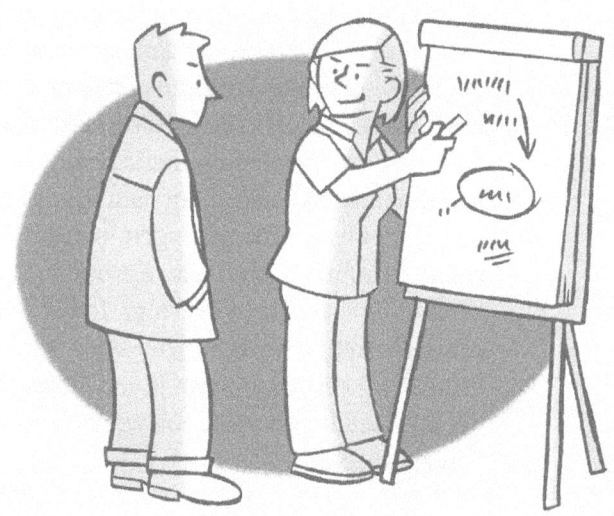

Van alle negen strategieën in dit boek is deze het makkelijkst. Als je na kritiek begint met het vertellen van je eigen visie dan mag je dit ook geen strategie noemen. Deze benaming verdient het pas als je er een of meerdere van de vorige strategieën aan vooraf laat gaan én als je je houdt aan de volgende twee tips of richtlijnen.

Tip 1: Probeer het woordje 'jij' of 'u' zo veel mogelijk te vermijden. Deze woordjes gebruik je in een gesprek dat over kritiek gaat namelijk meestal om de ander aan te vallen of te beschuldigen. Een voorbeeld (zoals het niet moet): 'We merken dat u vooral let op wat er hier niet goed gaat en zelden zegt wat er wel goed gaat.' Hou het bij jezelf, vertel zo veel mogelijk alles in de ik-vorm en beperk je zo veel mogelijk tot de feiten.

In het voorbeeld van de moeder die ziet dat haar verstandelijk gehandicapte zoon niet meevoetbalt en erover klaagt dat de begeleiders haar zoon steeds onderschatten, zou de begeleider kunnen zeggen:

'We hebben met uw zoon gesproken over zijn wensen wat het voetbal betreft en hij gaf aan dat hij liever niet wilde voetballen. Toen we hem dat voorstelden, keek hij sip en angstig. Hij gaf aan het liefst coach te willen zijn 'met een stoere oranjepet op'.

We merken keer op keer dat uw zoon lichamelijke klachten krijgt en onrustig wordt als we hem overvragen. Het heeft ons een halfjaar gekost om precies te kunnen bepalen wat uw zoon wel of niet kan. Als we iets meer vragen dan wat hij kan, krijgt hij huiduitslag en heeft hij last van kortademigheid en verkoudheid. Net als u willen we dat uw zoon zich maximaal kan ontplooien en al zijn mogelijkheden benut, maar aan de andere kant willen we ook niet meer willen dan uw zoon aankan.'

Tip 2: Ga het ook niet hebben over 'de waarheid'. Bedenk steeds dat wat je vertelt, jouw waarheid is. Zodra je gaat praten over de waarheid, ben je weer helemaal terug bij af. Zodra een familielid je dit woord hoort zeggen, gaat het steigeren en je vertellen wat volgens hem of haar de waarheid is. En het familielid is minstens zo zeker als jij dat het gelijk heeft. Het komt juist met kritiek omdat het vindt dat het iets waars te vertellen heeft!

In een gesprek over de 'de waarheid' gaat het van weerskanten bijna altijd om gemaskerde vormen van woede. Als kinderen elkaar pijn willen doen, zullen ze gaan vechten. Volwassen mensen doen dat door elkaar 'de waarheid te vertellen', net zoals mensen in de middeleeuwen elkaar met pijlen bestookten. Vergeet daarom even het woord 'waarheid' en laat voortaan het woord 'perspectief' of 'zienswijze' je gids zijn. Als je boos bent, kun je dat beter onomwonden zeggen. Hoe je dat kunt doen, bespreek ik verderop.

Hier mag je wél de verklaringen naar voren brengen die je eerder moest inslikken omdat het toen nog te vroeg was. Je kunt dan bijvoorbeeld zeggen dat je handelt volgens de laatste richtlijnen en protocollen op het terrein van behandeling, verzorging en verpleging en ook dat dit niet altijd garandeert dat iemand dan (meteen) herstelt of opknapt.

Je kunt nu ook verklaringen naar voren brengen die op een eerder tijdstip als smoesjes zouden worden afgedaan of als verklaringen waar men geen boodschap aan heeft. De stemming bij de familie is nu omgeslagen. Die kan het nu wel opbrengen om naar jouw kant van het verhaal te luisteren en doorgaans ook de redelijkheid ervan inzien. De familie ontdekt dan dat het verhaal ook een andere kant heeft.

De wijkverpleegkundige die te laat was bij haar cliënte kan nu gerust zeggen dat ze plots een patiënte had die extra veel tijd vroeg. De verpleegkundige die een dochter niet informeerde over de val van haar moeder kan nu zeggen dat het weliswaar had moeten gebeuren, maar dat het die ochtend zo hectisch was op de afdeling dat het er niet van kwam om te bellen.

De arts die bekritiseerd werd omdat hij volgens de ouders bij hun zoon de diagnose blindedarm had gemist, had het volgende verhaal:

> 'Op de ochtend van de zondag dat u Frenk naar het ziekenhuis bracht, ben ik door de aanwezigheidsdienst opgeroepen om naar Frenk te komen kijken. Ik heb uw zoon onderzocht, ja ook op blindedarm. Maar niets wees daar op dat moment op. Ik dacht, zoals u weet, aan gal- of nierstenen als gevolg van chronische darmklachten. Problemen waar uw zoon al jaren mee tobt. Ik dacht toen ook terug aan twee jaar geleden. U herinnert zich dat vast ook nog. Frenk had toen ook weken last van pijn in de buik. Hij had er zelfs nog koorts bij en moest toen ook braken. Dat heeft toen geleid tot twee ziekenhuisopnames met een tussenpoos van een week. Bij de eerste opname heb ik toen nog overleg met u gehad. Uiteindelijk is toen een abces in de onderbuik vastgesteld dat via medicatie is genezen. Ik had geen reden om te denken dat er nu weer spra-

ke was van een abces. Twee jaar geleden werd er door de artsen in het ziekenhuis eerst gedacht aan nier- of galstenen. Daar leken de klachten nu ook in eerste instantie op te wijzen. Die zondagochtend heb ik Frenk ook medicatie gegeven en daar leek hij goed op te reageren want de pijn ging er door weg en hij is toen ook rustig gaan slapen.

Ik ben die avond inderdaad na het telefoontje van de aanwezigheidsdienst meteen in de auto gestapt en naar hier gereden. Toen ik hoorde dat u naar het ziekenhuis was, besloot ik niet achter u aan te rijden. U was er zelf bij en bovendien zou ik de eerste hulp voor de voeten lopen. Het is gewoon niet gebruikelijk dat een arts samen met de ouders naar de SEH gaat.

Van het ziekenhuis heb ik een digitaal bericht gehad dat er die zondagavond nog geen sprake was van een geperforeerde blindedarm. Het was ernstig, maar toch minder levensbedreigend dan de SEH-arts u had voorgehouden. Uw zorgen waren desondanks terecht en ik kan u alleen maar complimenten maken dat u naar uw intuïtie hebt geluisterd.'

## Hoofdpunten strategie 5 – Eigen kijk op de kwestie geven

Waarom je eigen kijk op de kwestie geven:
- het familielid wil ook graag jouw visie horen;
- je wilt ook graag je eigen verhaal vertellen.

Hoe je eigen kijk op de kwestie geven:
- in de ik-vorm (het gaat om míjn visie);
- zo feitelijk mogelijk.

# 8 Strategie 6 – Eigen gevoel verwoorden

'Als woorden uit het hart komen, zullen ze het hart binnengaan, maar als ze van de tong komen, zullen ze niet verder komen dan de oren.'
(Al-Suhrawardi, 1154-1191)

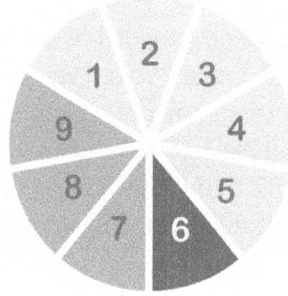

In hoofdstuk 5 raadde ik je aan om aandacht te hebben voor de gevoelens van het familielid dat kritiek uit. Maar net zoals jouw eigen mening ertoe doet, zo doen ook *jouw* gevoelens ertoe. Door van hart tot hart te spreken, kom je vaak dichter bij elkaar en ga je elkaar beter begrijpen. Of zoals iemand ooit zei: 'Kom voor je gevoelens uit, anders kom je er niet uit.'
Het voordeel van het uitspreken van gevoelens is dat over gevoelens geen discussie mogelijk is. Net zoals de gevoelens van het familielid altijd waar zijn en nooit verkeerd of slecht, zo zijn jouw gevoelens dat ook.
En er is meer. Een familielid dat kritiek op je heeft, zal zich, hoe gek het ook klinkt, gevleid voelen als de kritiek jou iets doet. Achter elke kritiek zit emotie, constateerde ik eerder. Als kritiek die het familielid uit bij jou niets teweegbrengt, dan roept dat irritatie op. Stel jezelf maar eens voor dat je iemand er – met woorden – flink van langs geeft en dat de ander er geheel onbewogen onder blijft.

Hoe zou jij je dan voelen? Mogelijk dat je dan nog meer geïrriteerd zou raken. Je wilt dat je boodschap aankomt!

Hoe je gevoelens te verwoorden? Antwoord: door een zin te beginnen met: 'Ik voel ...' en er vervolgens een woord aan toe te voegen dat een gevoel weergeeft. Bijvoorbeeld 'spijt' of 'teleurstelling'. Communicatiedeskundigen noemen een dergelijke uitspraak ook wel een 'ik-voelboodschap' of een 'ik-voeluitspraak'. 'Ik-voeluitspraken' staan in groot contrast met 'jij-uitspraken', zoals: 'Het spijt me, maar je ziet het echt verkeerd.' Of: 'Je beschikt niet over voldoende informatie om je hier een goed oordeel over te kunnen vormen.' Deze 'jij-uitspraken' klinken kritisch, beschuldigend en veroordelend. Ze nodigen uit tot redetwisten.

Een 'ik-voelboodschap' kun je ook overbrengen door een zin die begint met: 'Ik ben ...' en dan de zin af te maken met gevoelens als: 'van streek', 'van slag', 'geschrokken', 'bezorgd', 'overrompeld', 'gefrustreerd', of 'teleurgesteld'.

Je kunt gevoelens uiten bij de kwestie waarover de familie kritiek heeft, zoals een vermeende verkeerde diagnose, het verstrekken van gebrekkige informatie, tekortschietende zorg, onheuse bejegening en een verkeerde behandeling. Als je in bepaald opzicht de mening van de familie deelt, zeg je bijvoorbeeld: 'Ik ben er ook van geschrokken toen ik merkte dat de behandeling niet aansloeg, en dat uw naaste [of liever: noem de naam] verder achteruitging.'

Als je de mening niet deelt, kun je dat ook zeggen: 'Ik heb een heel ander gevoel. Heel vaak zien we namelijk dat bij een dergelijke behandeling de patiënt juist eerst verslechtert. Dat is voor ons een teken dat de medicijnen aanslaan. Ik ben juist hoopvol.'

Je kunt in je reactie ook in het midden laten of je de mening van de familie deelt en toch je gevoelens uiten. De arts die het verwijt kreeg dat hij niet adequaat had gereageerd op de blindedarm, maar die zelf van mening was dat hij naar eer en geweten gehandeld had, zei tegen de ouders: 'Ik weet nog dat ik schrok toen de aanwezigheidsdienst me vertelde dat Frenk opnieuw veel pijn had en heb daarom ook geen moment geaarzeld om te komen.'

Je kunt nu ook je gevoelens uiten over de wijze waarop het familielid de kritiek gaf. Als de kritiek in jouw ogen onterecht is, zul je meestal woorden gebruiken als: 'geschrokken', 'geraakt', 'tekortgedaan', 'teleurgesteld' of 'gefrustreerd': 'Ik deel uw mening over deze zaak niet en ben erg geschrokken over de heftigheid van uw kritiek en klachten.' Een ander voorbeeld van een 'ik-voeluitspraak' is hier: 'Ik voel me ook gefrustreerd, namelijk omdat we er niet in

geslaagd zijn om over te dragen hoe erg we ons best doen om de best mogelijke zorg aan uw naaste [noem de naam] te bieden.'
Als je vindt dat de kritiek terecht is of deels terecht, zul je niet zo snel iets zeggen over de wijze waarop de kritiek werd geuit, maar je liever beperken tot de gevoelens die je bij de kwestie zelf hebt: 'Ik maak me net als u zorgen en begrijp uw kritiek dan ook goed. Het spijt me dat het zo gegaan is.'

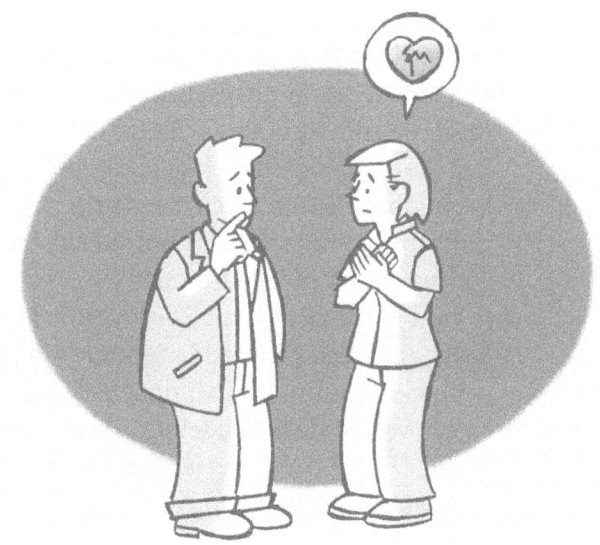

Bij kritiek kun je het beste de woorden 'verbaasd' of 'verbazing' vermijden. Een zin als: 'Ik ben verbaasd (dit te horen)' zal bij het familielid de stekels waarschijnlijk meteen recht overeind zetten. De meesten horen hier namelijk in: 'Ik snap niet waar u het over hebt.' Met andere woorden: 'U hebt ongelijk.'
Het is niet zo gemakkelijk als het lijkt om 'ik-voeluitspraken' te doen. De meesten van ons hebben dit nooit geleerd. In onze rationele samenleving zeggen we veel gemakkelijker wat we *denken*: 'Ik denk ...' Van jongs af aan hebben we geleerd onze gevoelens niet te delen met anderen omdat het uiten ervan, zo vrezen we, ons kwetsbaar maakt. In plaats van te zeggen: 'Ik ben boos, laten we het uitpraten', wijzen we iemand eerder af of zeggen bot: 'Rot op!' Waarschijnlijk heb je net als ik talloze keren in je leven gezien dat mensen ruzie maken als ze boos zijn in plaats van dat ze zeggen wat ze voelen. In gesprekken met familieleden zijn 'ik-voeluitspraken' echter van cruciaal belang zodra je bij jezelf irritatie voelt opkomen.

Ga geen ruzie maken, maar zeg: 'Ik voel me boos.' Of: 'Ik voel me nu gefrustreerd.' Deze uitdrukkingen zijn veel eerlijker en effectiever dan twisten over de waarheid. De familie merkt aan je gezichtsuitdrukking, je manier van praten en je non-verbale gedrag toch altijd hoe jij je voelt. Open kaart spelen over je gevoelens biedt meestal juist openingen en zorgt voor begrip. 'Ik-voeluitspraken' geven informatie aan de ander over hoe jij je voelt.
Kijk nu eens of je de techniek uit dit voorbeeld kunt toepassen.

> Een zoon beklaagt zich bij de directie van het verpleeghuis: 'Zonder enige vooraankondiging kreeg ik een telefoontje van de maatschappelijk werker van het verpleeghuis. Gelukkig was ik thuis, anders had ze waarschijnlijk haar boodschap op de voice-mail achtergelaten. De betreffende medewerker wilde weten of ik aanstaande donderdag kans zie om mijn vader van het verzorgingstehuis naar de psychogeriatrische afdeling van het verpleeghuis te begeleiden. Ik ben helemaal van streek. Het is nog maar een paar maanden geleden dat men tegen mij zei dat vader wel vergeetachtig was, maar beslist niet dement. Ik voel woede en verdriet oprukken in mijn keel. Ik wil graag meewerken aan alles wat goed is voor mijn vader, maar wat nu van mij gevraagd wordt, dat valt natuurlijk niet op stel en sprong te regelen. Vrij nemen gaat net, maar alle spullen moeten ook nog worden ingepakt. Dat lukt me niet in mijn eentje in een paar dagen. Ik heb de maatschappelijk werker zelf ook al gebeld en me beklaagd. Die kapte me een paar keer tijdens het gesprek af en zei: 'Ik begrijp wat je doormaakt.' Toen ze dat de tweede keer deed, zei ik: 'Dat snap jij dus niet, anders zette je me nu niet voor het blok.' Ik zeg het maar ronduit: ik vind dat jullie er een zooitje van maken.'

Stel je voor dat je de voorgaande strategieën (ontwapenen, verhaal door de ogen van het familielid proberen te zien, aandacht tonen voor gevoel, verwachtingen achterhalen en je eigen mening vertellen) al hebt toegepast. Hoe zou je op de laatste zin kunnen reageren, dus op de zin die bij jou waarschijnlijk de heftigste gevoelens heeft opgeroepen?
Je zou hier kunnen zeggen: 'Die laatste zin van u deed me echt zeer. Ik voelde me, ook namens al mijn medewerkers, gekwetst.' Dat is

veel beter dan te zeggen: 'O nee, dat we er een zooitje van maken, dat klopt echt niet. Dat ziet u verkeerd.' Dat laatste zou juist weer aanzetten tot een twistgesprek.
Een tweede voorbeeld.

> Het verhaal van een consultatiebureau-arts:
> 'Midden in de volle groentezaak roept een moeder me vanuit de verte toe: "Hé, dokter, wat heb je me nou gelapt! Ons kind heeft geen huig!! Dat hadden jullie niet gezien, hè!" En dat terwijl ik dat kind vanwege de nasale spraakklank al met 12 maanden had doorgestuurd naar de kno-arts, die geen afwijking had geconstateerd. Daarna had noch de huisarts noch de kinderarts het gezien. Uiteindelijk had een van de audiologen op het audiologisch centrum ontdekt dat de huig wel aanwezig, maar gedeeltelijk gespleten was. Ik ging naar de boze moeder toe en stelde haar voor om even naar buiten te gaan en daar wat verder te praten. Hier ging ze gelukkig op in.'

Stel je voor dat jij in de schoenen van de cb-arts zou staan en al volgens de eerste vier strategieën gereageerd zou hebben, hoe zou je dan in de vorm van een 'ik-voeluitspraak' reageren op het feit dat je midden in de groentezaak werd 'aangesproken'?
Hier is een mogelijk antwoord: 'Toen u me net in de volle groentezaak aansprak, voelde ik me erg opgelaten. Ik voelde me ook boos. Ik zag en voelde dat iedereen naar me keek en kon me niet tegen uw beschuldiging verdedigen, sowieso al niet vanwege mijn beroepsgeheim.'
Zo'n antwoord werkt veel beter dan defensief reageren en de ander bekritiseren of jezelf gaan rechtvaardigen. Ik besef terdege dat het verre van gemakkelijk is om in deze situatie rustig te reageren en niet meteen tot de tegenaanval over te gaan. Ik heb het voorbije decennium tijdens trainingen 'collegiale traumaopvang' verpleegkundigen en artsen talloze keren horen zeggen dat publiekelijk door een patiënt of familielid ten onrechte van een fout worden beschuldigd voor hen een van de meest ingrijpende werkervaringen was. De meeste spraken van vele slapeloze nachten. Het is in zo'n geval bijna onmenselijk moeilijk om je kalmte te bewaren. Toch biedt het uitspreken van de eigen gevoelens tegenover de dader de meeste verlichting.

Let op, ook bij het uitspreken van je gevoelens gaat het er niet om het familielid met je gevoelens aan te vallen, maar om je (gevoels)-gezicht te laten zien. Je kunt je gevoelens weliswaar gemaskeerd uiten door je kritisch, sarcastisch, defensief of twistend op te stellen, of je gevoelens uiten door middel van een veroordelende lichaamstaal zoals fronsen, je armen over elkaar doen, of met je hoofd 'nee' schudden als de ander probeert te praten, maar het probleem van dit gedrag is dat hoewel het familielid voelt dat er iets is wat je niet prettig vindt, je er niet duidelijk over bent wat je dwars zit. Als je eerlijk en open zegt hoe je je voelt, zullen jij en het familielid elkaar beter begrijpen en zo eerder een opening vinden om tot elkaar te komen.

Ik geef nog een laatste voorbeeld om het uiten van je eigen gevoelens te oefenen.

> Een schoondochter, de belangrijkste mantelzorger, komt binnen op het moment dat de wijkverpleegkundige aanstalten wil maken om te gaan. De schoondochter ontsteekt in woede als ze ziet dat haar schoonvader schone kleren aanheeft:
> 'Hoe vaak moet ik jullie nog zeggen dat jullie na het douchen van mijn schoonvader hem niet steeds nieuwe kleren aan moeten doen. Ik moet zijn kleren steeds wassen en ik heb het al druk genoeg. God, wat zijn jullie toch hardleers.'

Hoe zou je hier reageren? Ga er daarbij van uit dat je weliswaar op de hoogte was van de wens van deze schoondochter, maar dat je gezien had dat op de kleren die je patiënt aan had een paar koffievlekken zaten. Je patiënt had je bovendien zelf aangegeven dat hij die ochtend bij het ontbijt gemorst had.

Een reactie, nadat je de vorige strategieën al hebt toegepast, zou simpel kunnen zijn: 'Ik schrik erg van uw reactie.'

Je ziet dat het uiten van je gevoelsreactie geen heel verhaal hoeft te zijn. Hoe korter je het doet, des te krachtiger je boodschap vaak overkomt. Het beste is om na de zin waarin je je gevoel uit, even een stilte te laten vallen. Doe je dat niet en ga je meteen verder met de volgende strategie, dan heb je kans dat je boodschap verloren gaat. Vergelijk het met een schilderij dat je in je woonkamer ophangt. Het schilderij valt het beste op als je het aan een kale muur hangt. Hang je het schilderij op aan een muur waar al diverse andere schilderijen te bewonderen zijn, dan kan het zijn dat je nieuw opgehangen schilderij niemand opvalt.

Wil je je gevoelens nog eens extra laten uitkomen, dan kun je na een paar seconden je gevoelens nog eens herhalen. In het voorbeeld van zojuist kun je dan zeggen: 'Ja, ik schrik ervan.' En dan weer even pauzeren.

Als je een stilte laat vallen na je gevoelsboodschap, heeft het familielid ook de kans om te reageren en bijvoorbeeld te zeggen: 'Sorry, zo had ik het echt niet bedoeld.'

## Hoofdpunten strategie 6 – Eigen gevoel verwoorden

Waarom je eigen gevoel verwoorden:
– omdat ook jouw gevoelens ertoe doen;
– omdat je dan dichter bij elkaar komt en elkaar nog beter gaat begrijpen.

Hoe gevoelens uit te spreken:
– via 'ik voel-boodschappen';
– door na de boodschap even te pauzeren.

# 9 Strategie 7 – Eigen verwachtingen of oplossing verwoorden

'Andermans licht zal u nooit verlichten, als ge zelf geen licht geeft.
(Fernando de Rojas, 1470-1541)

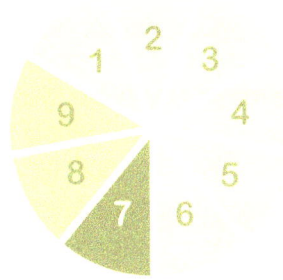

Zoals in de vorige hoofdstukken te lezen viel, zijn onuitgesproken verwachtingen vaak de hoofdreden van conflicten en kritiek. Om conflicten te voorkomen of uit de weg te ruimen, is het zaak om verwachtingen over een weer uit te spreken. Het familielid kan geen gedachten raden. Als jij zelf niet vertelt wat je wilt en verwacht, zal het familielid gaan gissen naar jouw gedachten. Je begrijpt dat dan het gevaar van misverstanden levensgroot aanwezig is.
Net zoals het familielid graag wil weten wat jouw visie op de door hem of haar aangesneden kwestie is, zo wil het ook graag weten wat jij als oplossing in gedachten hebt en wat jij van het familielid verwacht.
Ik schreef dat strategie 5 de gemakkelijkste is van allemaal. Ik had beter kunnen zeggen dat 5 en 7 de gemakkelijkste zijn: net zoals het je in de meeste gevallen weinig moeite zal kosten om te zeggen hoe jij denkt over de kwestie waar het familielid kritiek op heeft, zo zal het je doorgaans ook weinig moeite kosten om te zeggen wat er volgens jou moet gebeuren.

Als je het een moeilijke kwestie vindt en het te vroeg vindt om te vertellen wat je wilt, is het niet verkeerd om hier open kaart over te spelen: 'Ik weet nu wat u wilt. Ik ben er zelf nog niet uit. Omdat het voor u een belangrijk kwestie is, vraag ik u wat bedenktijd om een weloverwogen beslissing te kunnen nemen.' Die tijd kun je dan gebruiken om de kwestie te overdenken of om wat meer informatie in te winnen. Of benutten voor wat ruggespraak met deze of gene. Als het om kwesties gaat waar jijzelf geen volledige zeggenschap of mandaat over hebt, maar je leidinggevende, een arts, het multidisciplinaire team of de directie, dan kun je niets zeggen. En dat is dan ook het enige wat je hierover zegt: 'Ik kan en mag hier niet alleen over beslissen. Ik kan uw grief wel naar de juiste plek of persoon overbrengen en zeggen wat u wilt. Als ik een antwoord heb, kan ik contact met u opnemen. De mogelijkheid bestaat ook dat ík dan niet contact met u opneem, maar degene die hierover gaat. Zodat u alles uit de eerste hand krijgt.'

In het geval dat je geen beslissingsbevoegdheid hebt, doe je er verstandig aan – en dat weet je waarschijnlijk ook – je mening voor je te houden. Je mening kan voor de familie klinken als een zekere belofte of toezegging. En als later je superieuren iets anders besluiten, dan kan wat jij gezegd hebt tegen de instelling worden gebruikt. Het familielid, jij en de instelling ondervinden dan nadelige gevolgen.

Het kan ook zo zijn dat je het helemaal eens bent met de familie en dat je ook de door haar voorgestelde oplossing de beste vindt, maar tegelijkertijd toch 'nee' moet verkopen. Dit vereist enige toelichting. Kwaliteitsdeskundigen die onderzoek gedaan hebben naar de oorzaken van tekortschietende prestaties bij grote bedrijven, hebben vastgesteld dat in vijfentachtig procent van de gevallen het falen te maken heeft met systeemfouten. Noch het individu noch het team valt iets te verwijten, maar de condities waaronder men moet werken zorgen ervoor dat er fouten gemaakt worden of dat een dienst of product onder de maat blijft. Het managementteam geeft bijvoorbeeld opdrachten die zo onduidelijk zijn dat ze door de mensen op de werkvloer verschillend worden geïnterpreteerd; de overheid stelt te weinig gelden beschikbaar; het zorgkantoor legt zoveel regels op dat medewerkers verzuipen in administratieve rompslomp en te weinig tijd hebben voor handen aan het bed; er is door een tekort aan aanbod niet voldoende gekwalificeerd personeel; medewerkers zijn niet geschoold om familieleden bij de zorg te betrekken, enzovoorts. In de pers verschijnen daarom nogal eens berichten waarin te lezen valt dat fouten en tekortkomingen het gevolg zijn van dergelijke systeemzwaktes. Lees bijvoorbeeld het volgende artikel uit het *Algemeen Dagblad* van vrijdag 29 augustus 2008:

*Zorgnood in verpleeghuizen*
**BEWONERS IN WEEKEND STEEDS VAKER AAN LOT OVERGELATEN**
*Monica Beek/Laura Schalkwijk*
Bewoners van verpleeg- en verzorgingstehuizen worden door personeelsproblemen in het weekend steeds vaker aan hun lot overgelaten. Dat zeggen deskundigen en beroepsverenigingen uit de sector, maar ook medewerkers zelf. Oudere bewoners moeten vaak te lang wachten op hulp als zij bijvoorbeeld zijn gevallen. Ook krijgen ze geregeld geen of verkeerde medicijnen, of drogen ze uit. 'Met 3 medewerkers op 120 bewoners kun je op fouten wachten,' zegt Berno van Doom, verpleger en kaderlid van vakbond NU'91.
'Door de enorme werkdruk kunnen wij de kwaliteit van zorg niet meer altijd garanderen.'
Naast het tekort wordt ook veel gewerkt met onvoldoende gekwalificeerd personeel en uitzendkrachten, zegt beleidsadviseur Aart Eliens van beroepsvereniging V&VN. Zij kunnen niet altijd adequaat reageren op acute situaties en herkennen afwijkend gedrag niet. In de weekenden zijn de problemen het grootst.
Uitzendkrachten moeten geregeld in moeilijke omstandigheden werken, ziet ook regiodirecteur Arjan van Dorsten van zorguitzendbureau Source Flex Care. 'Ze moeten met anderhalve man en een paardenkop een hele afdeling verzorgen.' Tijdens weekenden en ochtenden zijn de problemen het grootst, zegt hij. De Inspectie van de Gezondheidszorg is op de hoogte van de tekorten en constateerde al eerder problemen bij toezicht en hulp bij eten en drinken. 'We maken ons daar zorgen over,' zegt woordvoerder Van der Horst. De Landelijke Huisartsen Vereniging ziet meer medicatiefouten in verzorgingshuizen. 'En door invalkrachten wordt of te laat, of te vroeg gebeld,' merkt Jettie Bont, bestuurder van de Landelijk Huisartsen Vereniging, op.

Als je ervan overtuigd bent dat systeemfouten de oorzaak zijn van het falen van de zorg, kun je daar maar beter niet omheen draaien en dit gewoon zeggen. Niet alleen kun je dan je machteloosheid delen met de familie. Je helpt de familie ook de kritiek te richten tot de persoon of instantie die wel iets aan de situatie kan veranderen, bijvoorbeeld de overheid of de zorgverzekeraar.
De enige uitzondering op de regel dat je mag zeggen dat er sys-

teemfouten ten grondslag liggen aan de door de familie aangekaarte kwestie, is wanneer het een beslissing van het management betreft. Je helpt er niemand mee als je zegt: 'Ik ben het helemaal met u eens, maar onze directie heeft nu eenmaal dit beleid vastgesteld. Ik wist dat het voor dergelijke problemen zou zorgen, maar ze luisteren niet naar mensen op de werkvloer.' Als je zoiets zegt, zal de familie de directie en jou tegen elkaar gaan uitspelen. Met als gevolg dat er drie verliezers zijn: het familielid (dat waarschijnlijk geen gelijk zal krijgen omdat de directie – net als iedereen – niet graag gezichtsverlies wil leiden), de directie (die door jouw opmerking beschadigd is) en jij (die door de leiding op jouw opmerking wordt aangesproken). Wat je wel kunt en moet doen, is het probleem van de familie aankaarten bij de leiding. Als meerdere mensen dit doen, dan zal het management haar beleid hoogstwaarschijnlijk bijstellen.

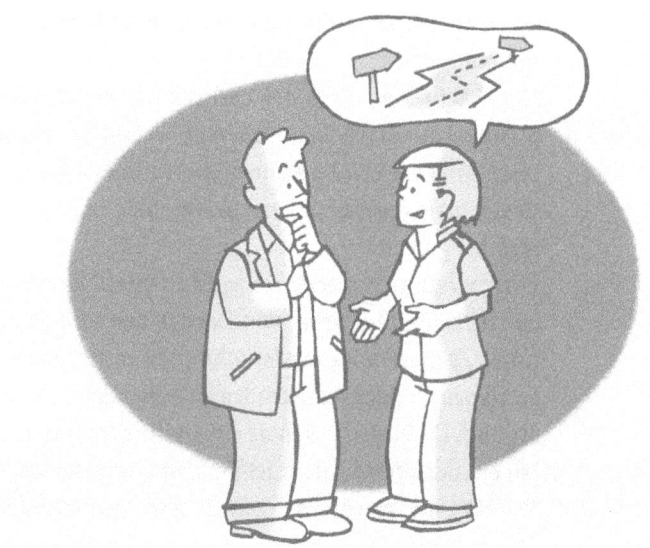

In de bespreking van strategie 4 (de verwachtingen van de familie nagaan) zei ik dat er bij kritiek vaak niet alleen sprake is van wensen ten aanzien van het punt van kritiek ('Zo wil ik als familielid dat jij als hulpverlener hier optreedt.'), maar ook wat betreft de eigen rol in de zorg aan de naaste. Soms wil een familielid meer, minder of anders betrokken worden bij de zorg. Als in strategie 4 het familielid aan heeft gegeven dat de rol die het wenst te spelen door jou of je instelling niet is gehonoreerd, dan is het goed om nu te vertellen hoe jij je eigen rol ziet en wat jij van het familielid verwacht. En als je het eens bent met de familie en meent hier verstek te hebben laten gaan, dan zeg je dit nu ook.

Je spreekt je verwachting ook uit als zij botst. Want alleen zo kom je eruit. Dat deed ook de begeleider van de verstandelijk gehandicapte die coach was maar volgens de moeder op het veld had moeten staan:

> 'Een keer per twee maanden spreken we met u het begeleidingsplan van uw zoon door. We vragen u dan wat uw wensen zijn en proberen daar bij het opstellen van het nieuwe plan rekening mee te houden. Zoals u weet zijn we het op een belangrijk punt niet met elkaar eens. U denkt anders over de mogelijkheden van uw zoon Joran dan wij. Enfin, daar hebben we het vaak over gehad. We hebben wel met elkaar afgesproken dat wij uiteindelijk het begeleidingsplan opstellen en dit proberen zo goed mogelijk uit te voeren. We stellen het op prijs dat u Joran vaak opzoekt en zijn erg blij dat u bij zijn wel en wee betrokken bent. We achten het echter niet in het belang van Joran dat u kritiek levert op beslissingen die we op basis van het begeleidingsplan nemen. En zeker niet dat u uw kritiek in het openbaar spuit en nog minder als u dat bij Joran zelf doet. Hij komt dan tussen twee vuren te zitten en komt in de stress omdat hij het gevoel heeft te moeten kiezen tussen ons en zijn moeder. Als u dingen graag anders ingevuld ziet, dan kunt u ons dat zeker kenbaar maken, maar bij voorkeur tijdens ons driemaandelijkse contactmoment. U mag dan uw wensen kenbaar maken. Daar zullen we zo veel mogelijk rekening mee proberen te houden. Maar uiteindelijk zijn wij het die het begeleidingsplan vaststellen.'

Als je alle strategieën tot dusverre stapsgewijs hebt toegepast, dan zal vaak blijken dat je je verwachtingen ten aanzien van de rol van de familie zelf inmiddels wat hebt bijgesteld. Het is alleen maar fair om dit dan te zeggen.

Dat bleek bijvoorbeeld het geval te zijn bij de arts die van de ouders het verwijt kreeg dat hun zoon vanwege het missen van de diagnose blindedarm bijna overleden was. Tegen de ouders zei hij:

> 'Tot nu toe vond ik dat ik niet op eigen initiatief contact met u moest zoeken als ik een visite had gebracht aan uw zoon. Het is ook in lijn met het beleid van de instelling om bewoners als zo mondig mogelijk te benaderen. Een uitzondering vormde voor mij acute of ernstig aanziende situaties, zoals een paar jaar geleden, toen uw zoon ook wekenlang buikklachten had en bij hem uiteindelijk een abces in de buikholte werd geconstateerd.
> Na uw kritiek ben ik wat anders gaan denken over de rol van de ouders en heb ik bedacht dat ik bij bewoners die ik vaak zie en bij wie de kans op acute situaties groter is dan gemiddeld, voortaan wel op eigen initiatief de ouders moet benaderen om hen te informeren over de zorg en om hun wensen en verlangens te horen. Zoals in uw situatie.'
> Deze arts ontdekte namelijk dat in acute medische situaties een goede vertrouwensrelatie tussen hem en de ouders zeer wenselijk en zelfs onontbeerlijk is. Van dit incident en de kritiek van de ouders had hij geleerd dat hij de ouders niet meer – zoals ze dat zelf zeiden – 'buitenspel' moest laten staan.

## Hoofdpunten strategie 7 – Eigen verwachtingen of oplossing verwoorden

Waarom je eigen verwachtingen of oplossing verwoorden:
– omdat het uitspreken van verwachtingen en wensen vaak de sleutel vormt tot het vinden van een oplossing van een probleem.

Hoe je eigen verwachtingen of oplossing verwoorden:
– door in feitelijke (niet beschuldigende) taal te vertellen wat jij wilt en kunt ten aanzien van het probleem;
– door te vertellen wat jouw rol is en wat jij van het familielid verwacht.

# 10 Strategie 8 – Er samen uit proberen te komen

*'De regels van het spel: leer alles, lees alles, onderzoek alles. Als twee teksten, twee beweringen of twee ideeën met elkaar in tegenspraak zijn, wees dan eerder bereid ze met elkaar te verzoenen dan een van de twee te elimineren; beschouw ze als twee facetten, of twee opeenvolgende stadia van dezelfde werkelijkheid, een werkelijkheid die vanwege haar complexiteit juist zo overtuigend menselijk is.'* (Marguerite Yourcenar, 1988)

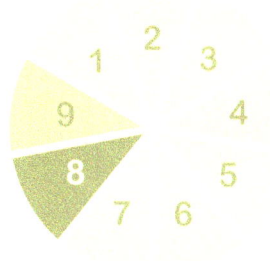

Je weet nu wat de visie van de familie op de kwestie is en ook wat de familie van jou verwacht. Je hebt de familie ook verteld wat jouw kijk op de kwestie is en wat jij wilt. De familie wil graag weten wat je met de kritiek gaat doen. Ga je de familie tegemoetkomen, toezeggingen doen (bijvoorbeeld door te beloven er lering uit te trekken of er je voordeel mee te doen), excuses aanbieden, een compromis aanbieden of de kritiek uiteindelijk toch naast je neerleggen? Je moet een besluit nemen, ook voor jezelf, anders kun je de kwestie niet afsluiten.

Kortom, in deze stap staat de vraag centraal: hoe nu verder? Meestal zal de inzet en ook de uitkomst van het gesprek met de familie zijn: samen. Maar in bepaalde gevallen kan de uitkomst zijn dat je de familie laat weten dat je niet kunt of wilt bieden wat ze van je vraagt. Het is dan aan de familie om te beslissen of zij met jou verder wil.

In de vorige stap (strategie 7) heb je weliswaar al verteld wat je eigen wensen en verwachtingen zijn en hoogstwaarschijnlijk heb je al aangegeven in welke richting jij de oplossing zoekt. Je hebt echter nog geen concrete afspraken gemaakt. In deze stap zet je de oplossingen en verwachtingen van de familie en die van jou naast elkaar en probeer je er samen uit te komen.

Als blijkt dat de familie en jij dezelfde oplossing voor ogen hebben, ben je in deze stap heel snel klaar. Strategie 7 en strategie 8 lopen dan vloeiend in elkaar over. Laten we het eenvoudige voorbeeld nemen van het familielid dat erover klaagde dat de verhuizing van haar gehandicapte broer niet goed was geregeld. Als oplossing stelde zij voor dat op korte termijn de verhuisdozen die nog op het oude adres stonden, naar de nieuwe woning van de broer zouden gaan en dat er ook voor gezorgd zou worden dat alle post voortaan op het nieuwe adres bezorgd werd. Stel dat je in de vorige stap (strategie 7) hebt aangegeven dat jij het met de familie eens bent. Dan kun je nu afspraken maken over de uitvoering van de oplossing of hier toezeggingen over doen: 'Ik zeg u toe dat we binnen een week alle resterende verhuisdozen naar het nieuwe adres vervoeren en ook dat we binnen een week verhuisberichten hebben gestuurd naar instanties en personen die nog steeds post naar het oude adres sturen.'

Een ander voorbeeld.

---

De arts die van de ouders het verwijt kreeg geen adequate diagnose te hebben gesteld toen hun verstandelijk gehandicapte zoon hevige buikklachten had en een blindedarmontsteking bleek te hebben, maakte aan het eind van het gesprek de afspraak om jaarlijks de ouders uit te nodigen voor een gesprek om over de toestand van hun zoon te praten:
'Ik heb een voorstel. Ik wil met u afspreken dat ik jaarlijks zelf het initiatief neem voor een gesprek met u beiden. U kunt dan alles vragen wat u wilt en mij ook dingen over Frenk vertellen waarvan u denkt dat ik die moet weten. Uiteraard zal ik dit eerst met uw zoon zelf bespreken, maar ik voorzie hier geen problemen. Het is alleen maar goed dat uw zoon weet dat u ook goed geïnformeerd bent en dat wij elkaar in acute situaties weten te vinden. Ik hoop dat u zich in deze afspraak kunt vinden.'

Nogmaals, als de familie en jij hetzelfde willen, ben je gauw klaar. Anders is het als jouw oplossing niet parallel loopt met die van de familie. Om er samen uit te komen, begin je er dan mee de conclusies nog eens hardop te verwoorden: 'Ik heb u gevraagd wat u wilde en ik heb u verteld welke oplossing ik voor ogen had. U wilde ... [noem nog eens de oplossing van de familie] en ik gaf zojuist als oplossing ... [herhaal je eigen oplossing]. We verschillen dus van mening. Hoe gaan we nu verder?'

Ook al verschil je van mening, toch ben je nu veel verder dan aan het begin van het gesprek. De familie heeft haar verhaal kunnen doen. Ze weet nu dat jij de kritiek serieus neemt. De familie weet nu ook hoe jij tegen de kwestie aankijkt en wat jij wilt. Bovendien zijn jullie het nu over één ding al eens: dat je het over de oplossing niet met elkaar eens bent. Jullie begrijpen elkaar nu. Hiermee is veel gewonnen. Het is nu veel gemakkelijker om eruit te komen. Vooral als je erin slaagt de kwestie zo te herformuleren dat de familie begrijpt dat jij hetzelfde doel nastreeft als zij maar dat je alleen anders denkt over de weg naar dit doel óf slechts anders denkt over de mogelijkheden die jullie hebben om dit doel te bereiken. Denk aan formuleringen als deze: 'We willen allebei de best mogelijke zorg voor uw moeder. We verschillen alleen van mening over wat hier voor uw moeder het beste is.' Of: 'U en ik willen allebei de best mogelijke verpleging voor uw partner. We verschillen alleen van mening over wat hier mogelijk is. Wij hebben noch het geld noch het personeel om de zorg te bieden die u zo graag wilt.'
Voor de familie is het vaak een enorme eyeopener uit jouw mond te horen dat jij in wezen hetzelfde hoofddoel nastreeft als zij. Als een familielid eerder al niet ontdooide of zijn defensieve stellingen verliet, dan doet hij of zij het nu waarschijnlijk alsnog.
Als je op dit punt van het gesprek bent aangekomen en denkt aan een compromis, kun je het beste de familie als eerste een voorstel laten doen: 'We denken anders over de oplossing. Hoe nu verder? Wat stelt u voor?' Niet alleen kweek je zo nog eens extra goodwill, maar je krijgt meteen ook een indruk van de bereidheid tot het sluiten van een compromis. Als de familie geen centimeter wil schuiven, dan weet je dat het waarschijnlijk niet tot een compromis zal komen en dat je daar niet te veel energie in hoeft te steken.
Als de familie wél met een compromis of oplossing komt, hoef je daar niet meteen op te reageren. Het is beter om het familielid te vragen of het nog een tweede oplossing weet:

> 'Bedankt, dit is één suggestie voor een oplossing. We zijn nu al een stap verder! Mijn ervaring is dat de uitkomst van een gesprek als dit voor beide partijen, dus voor u en voor mij, het meest bevredigend is als we nu meerdere oplossingen weten te bedenken. Mijn vraag is daarom: weet u mogelijk nog een tweede oplossing? Ik zal zo dadelijk proberen er ook een of twee te bedenken. Daarna kunnen we ze op een rijtje zetten en van al de oplossingen de voors en tegens bespreken. Hoe meer alternatieven we hebben, hoe groter de kans dat er een oplossing is waar we ons beiden in kunnen vinden.'

Op deze manier werk je echt samen aan een oplossing. Jij hebt weliswaar de regie over het gesprek, maar de familie voelt dat je uit bent op een win-winuitkomst. Nogmaals, zo ga je te werk als je vindt dat er onderhandelingsruimte is.

In een bepaald geval kun je overwegen een compromis aan te bieden of een toezegging te doen terwijl je eigenlijk vindt dat de kritiek ongegrond is en jij (of je instelling) in alle opzichten goed hebt gehandeld. Namelijk als je oordeelt dat de kwestie voor de familie heel belangrijk is, terwijl deze voor jou vrij triviaal is, je weinig kost en je bovendien geen precedentwerking of misbruik vreest. Je schikt je voor de goede verstandhouding en hoopt dat in de toekomst de samenwerking of communicatie wat soepeler loopt. Of je doet het om wisselgeld te hebben voor de toekomst. Zeker als je de familie laat weten dat je een concessie doet die je strikt genomen niet had hoeven doen.

Er zijn overigens heel wat situaties waarin je niet gaat onderhandelen over compromissen. Je onderhandelt bijvoorbeeld niet als je te maken hebt met regels waar je je beroepshalve aan moet houden. De familie wil bijvoorbeeld dat een naaste met psychiatrische problemen in een ggz-instelling wordt opgenomen, terwijl de betrokkene dat zelf niet wil en zijn toestand geen acuut gevaar oplevert voor zichzelf of zijn omgeving. Een ander voorbeeld is het onder dwang toedienen van voedsel – bijvoorbeeld via een infuus – aan een patiënt die weliswaar al enige tijd niet meer eet en ook al tien kilo is afgevallen, maar waarvan het lichaamsgewicht nog niet in de buurt van de gevarenzone is gekomen.

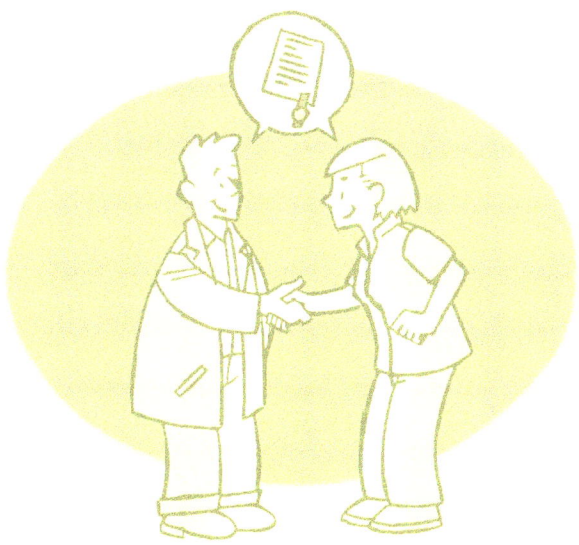

Je onderhandelt ook niet als een compromis botst met je eigen normen en waarden ten aanzien van patiëntenbehandeling of met jouw opvattingen over goede patiëntenzorg. Een voorbeeld hiervan is euthanasie bij een ernstig depressieve patiënt die ook volgens jou ernstig lijdt maar bij wie de behandelmogelijkheden nog niet zijn uitgeput.
Een ander voorbeeld is het volgende (Aimée Kiene, 2008).

> Een vader is razend op een instelling voor jeugdpsychiatrie waar zijn dochter van veertien is opgenomen, onder meer omdat ze doet aan zelfmutilatie. De vader verwacht dat de instelling deze neiging stevig aanpakt en deze ook weet te voorkomen, maar tot zijn verbazing en woede reikt de instelling het meisje juist middelen aan om zich te verwonden, en onderhandelen de medewerkers met haar over welke middelen ze daarvoor krijgt (bijvoorbeeld in plaats van een stanleymesje een scheermesje). De vader vindt dit onverteerbaar en onbespreekbaar. De instelling heeft echter goed nagedacht over het behandelbeleid en kan en wil hier niet van afwijken. Ze weet uit ervaring dat het destructieve gedrag vaak alleen maar toeneemt als men restricties oplegt (meisjes van die leeftijd zijn zo vindingrijk dat ze altijd wel iets zullen vinden om zichzelf mee te verwonden) en ook dat men deze patiënten alleen maar

> kan behandelen en voorbereiden op het leven buiten de instelling door ze een bepaalde vrijheid te geven. Of zoals de instelling het zelf zegt: 'We willen ze leren hun eigen verantwoordelijkheid te nemen. We gaan ze niet dresseren: ze moeten zelf besluiten dat ze niet meer willen snijden. Dus bieden we alternatieven. We geven niet steeds straf en sancties: dat helpt niet.'

Je onderhandelt ook niet als je er niet de middelen of het personeel voor hebt om flexibiliteit te bewerkstelligen. Voorbeelden hiervan zijn dat de familie wil dat een naaste thuis 24-uurszorg geboden krijgt of dat ze wil dat een hulpbehoevende naaste die in een verpleeghuis verblijft twee keer per uur naar het toilet gebracht wordt. Ten slotte: je sluit geen compromis als je vermoedt dat de familie hier misbruik van gaat maken. Er zijn nu eenmaal mensen die je hele hand pakken als je ze een vinger geeft en steeds proberen regels op te rekken en grenzen – in hun voordeel – te verleggen.
Hoe het ook zij, als je om welke reden dan ook geen water bij de wijn kunt of mag doen, dan zeg je zonder er doekjes om te winden wat jouw standpunt is en laat je vervolgens de familie de keus of ze dan verder met je wil. De familie en de naaste hebben immers altijd de vrijheid om een andere hulpverlener of zorginstelling te kiezen.
Vergelijk het met het opvoeden van kinderen. Opvoeden is terug te voeren op twee basisprincipes: liefde en regels. Kinderen hebben regels nodig, maar het wordt mishandeling als je ze niet toepast uit en met liefde. Het omgekeerde is ook waar: liefde zonder regels verwordt ook tot mishandeling. Kinderen hebben immers kaders nodig, anders raken ze het spoor bijster. Niet alleen bij de opvoeding gaat het steeds om 'liefde en regels'. Elke ervaren leidinggevende weet dat medewerkers niet zonder kunnen. Welnu, met de gouden combinatie 'liefde en regels' bereik je ook het meeste in de omgang met familieleden. De meeste familieleden accepteren regels zolang (en vaak ook: alleen maar als) ze het gevoel hebben dat je het beste met hen en hun naaste voorhebt. Als je de hier beschreven methode toepast, dan zul je er waarschijnlijk ruimschoots in slagen om de familie dit gevoel te geven.
Tijdens een congres hoorde ik onlangs iemand zeggen: 'In ons verpleeghuis heeft de familie altijd gelijk.' Zoals gezegd is dit een goed vertrekpunt voor een gesprek, maar zoals ik hopelijk heb dui-

delijk gemaakt, is het niet zo dat aan het eind van de rit de familie altijd krijgt wat ze vraagt. Om goed om te kunnen gaan met kritiek is het van belang bij het begin van een gesprek geen uitkomst voor ogen te hebben, maar deze juist zo open mogelijk te laten. Je hoofddoel moet zijn: het voeren van een goed gesprek. Een vooringenomen standpunt of oplossing verspert de weg voor een dergelijk gesprek.

Ik heb een paar keer het woord 'compromis' laten vallen. Idealiter zal het woord 'compromis' in het gesprek niet vallen. Ik moet hierbij denken aan wat de Fransman Jean Monnet, de geestelijke vader van de EEG, over onderhandelen zei: 'Onderhandelen wil niet zeggen dat je allebei aan één kant van de tafel gaat zitten – en wel tegenover elkaar – en zegt: "Dit is mijn belang en dat is het jouwe, hoe komen we tot een compromis?" Onderhandelen is eerder dat je samen rond de kwestie gaat zitten en zegt: "Hoe gaan we dit in gezamenlijkheid aanpakken?"'

Niemand vindt het fijn om aan het eind van een gesprek met lege handen te staan. Als je om welke legitieme reden dan ook geen concessies kunt doen ten aanzien van een kwestie, dan kun je meestal toch plezierig eindigen met te zeggen: 'Ik kan in deze kwestie helaas niets veranderen, noch iets voor u doen, maar hebt u misschien andere wensen of verlangens waarmee ik u mogelijk wel van dienst kan zijn?' Ook al antwoordt een familielid daarop ontkennend, dan geeft een dergelijke vraag hem of haar wel een goed gevoel.

> Maak bij voorkeur notities van de afspraken die je samen hebt gemaakt en lees die aan het eind voor. Met het maken van aantekeningen voorkom je dat je later niet meer weet wat je afgesproken of toegezegd hebt. Door iets op te schrijven, laat je de familie ook zien dat je haar kritiek of klacht serieus neemt. Om miscommunicatie te voorkomen, doe je er goed aan om aan het eind de afspraak nog eens ter goedkeuring voor te leggen: 'Zal ik even voorlezen wat ik heb opgeschreven? Dan kunnen we controleren of we elkaar goed begrepen hebben.' Voordat je notities gaat maken, vraag je de familie wel om toestemming: 'Vindt u het goed als ik af en toe wat opschrijf? Ik doe dat om te voorkomen dat ik afspraken en andere dingen die voor u belangrijk zijn, vergeet. Ik vind het fijn om aan het eind van het gesprek de belangrijkste dingen die we bespro-

> ken hebben voor te lezen, zodat u kunt controleren of ik u goed heb begrepen.'

Ik sluit de bespreking van deze strategie af. De reden is dat dit boek niet gaat over onderhandelen of het vinden van oplossingen bij geconstateerde problemen. Het gaat over omgaan met kritiek. Het is mijn ervaring dat strategie 8 in de praktijk niet zo veel problemen oplevert als je strategie 1 tot en met 7 goed hebt toegepast. Als je al zover bent dat je tot een gewoon gesprek bent gekomen en het zwaard van de kritiek van tafel is, dan kom je er meestal wel uit.

## Hoofdpunten strategie 8 – Proberen afspraken te maken

Waarom proberen afspraken te maken:
– de familie wil weten wat je met haar kritiek gaat doen;
– je wilt zelf de kwestie afsluiten.

Hoe proberen afspraken te maken:
– door de wensen en verwachtingen van de familie naast die van jou te leggen;
– door vervolgens te kijken wat redelijk, mogelijk en wenselijk is.

# 11 Strategie 9 – Afspraken nakomen

'Niet de eed laat ons de man geloven, maar de man laat ons de eed geloven.'
(Aeschylus, 525-456 v. Chr.)

Drie jaar geleden had ik een keer grote problemen met internet. Door een fout van Nederlands bekendste provider werd ik afgesloten. In totaal heb ik zo'n dertig uur aan de telefoon gehangen om mijn problemen aan de helpdesk uit te leggen en om hulp te vragen. Keer op keer kreeg ik de belofte en toezegging dat de problemen snel verholpen zouden worden. Vervolgens bleef het weken stil. Tot ik dan ten einde raad zelf maar weer ging bellen, om te merken dat men in de tussentijd geen centimeter was opgeschoven. Aangetekende brieven die ik ten einde raad schreef aan de directie werden beantwoord met snelle, beleefde telefoontjes met dezelfde beloftes. Maar meer dan beloftes waren het niet. Vijf maanden duurde het voordat ik mijn vertrouwde e-mailadres weer terug had en weer was aangesloten.
Hoe denk je dat ik nu over dit bedrijf denk?
Mogelijk heb je zelf ook wel eens iets soortgelijks meegemaakt en een klacht ingediend die beantwoord werd met een belofte die dan vervolgens niet werd nagekomen. Als dat zo is, hoe heb je dat dan ervaren?

Je begrijpt waar ik naartoe wil. Afspraak is afspraak. Als je naar aanleiding van een gesprek waarin een familielid een klacht of kritiek had, een belofte hebt gedaan, geldt dit gezegde meer dan ooit. Als je beloofde actie te ondernemen, bijvoorbeeld om de klacht aan te kaarten bij het management, dan moet je dat ook doen. Als je de familie toezegt binnen twee dagen terug te bellen, is het zaak dit ook te doen. Ook als je in deze twee dagen niet hebt kunnen bereiken wat je wilde, bijvoorbeeld omdat je de betrokken arts of je leidinggevende niet te spreken kreeg. Dan zeg je eerlijk: 'Ik beloofde u binnen twee dagen terug te bellen, maar de persoon die mij verder kan helpen was er vandaag en gisteren niet. Ik heb gehoord dat hij er morgen weer is. Ik doe mijn best hem dan te spreken en bel u binnen twee dagen opnieuw terug. Mijn excuses dat ik mijn belofte niet meteen na kon komen.' Kortom, informeer de familie ook als je geen nieuws hebt!

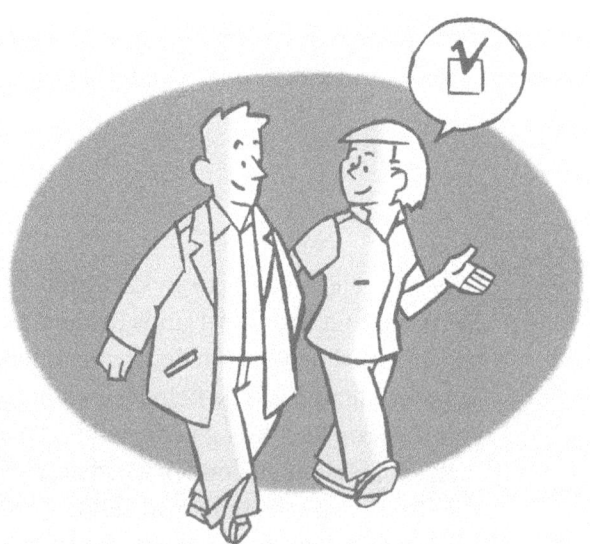

Het nakomen van afspraken is de belangrijkste stap in het omgaan met klachten en kritiek. Als je je belofte niet nakomt, dan ondergraaf je alles wat je je in het gesprek met het familielid ten doel had gesteld. De familie denkt dan: 'Zie je wel dat hij/zij niet te vertrouwen is. Ik had wel gelijk met mijn kritiek.' Als je zo je geloofwaardigheid verliest, ben je ook het vertrouwen kwijt. Je staat voor een heel zware taak als de familie je daarna vraagt om rekenschap af te leggen.

De les die je hier ook uit kunt trekken, is dat je alleen beloftes moet doen waarvan je zeker weet dat je ze na kunt komen. Weet je dat niet zeker, beloof dan niets of hou nadrukkelijk een grote slag om de arm. En als je belooft terug te bellen, kies dan bij voorkeur een wat ruimere termijn. Twee dagen, zoals in het voorbeeld van zojuist, is heel krap. Zeg liever: 'Ik wil dit goed voor u uitzoeken, geef me daarom alstublieft een week om er helemaal in te duiken.' Beloof ook liever niet zelf te bellen, maar vraag het familielid of het jou op een bepaald moment wil bellen. Je weet vast hoeveel keren je soms moet bellen voordat je iemand te pakken hebt.

## Hoofdpunten strategie 9 – Afspraken nakomen

Waarom afspraken nakomen:
- omdat je geloofwaardigheid ermee staat of valt.

Hoe afspraken nakomen:
- door te doen wat je beloofd hebt;
- door als je een belofte niet blijkt te kunnen nakomen, de familie meteen in te lichten en een nieuwe afspraak proberen te maken.

# 12  Toepassen van de strategieën

## 12.1  Inleiding

De negen strategieën van omgaan met kritiek nog eens op een rijtje:
1 Familielid ontwapenen
2 Verhaal door bril van familielid zien
3 Gevoelens van familielid erkennen
4 Verwachtingen van familielid nagaan
5 Eigen visie verwoorden
6 Eigen gevoelens verwoorden
7 Eigen oplossing uiten
8 Er met familielid uit zien te komen
9 Afspraak nakomen

Kun je deze strategieën altijd toepassen? Nee! In het eerste hoofdstuk schreef ik al dat de strategieën niet werken als kritiek te maken heeft met instrumentele agressie of samenhangt met pathologie of ernstige psychiatrie. Bij kritiek die voorkomt uit frustratie is de methode *bijna* altijd toepasbaar. Het woordje 'bijna' zal ik nu toelichten.
Daarvoor moet ik eerst iets zeggen over het zogenaamde crisisontwikkelingsmodel. Agressiedeskundigen hebben door zorgvuldige observatie ontdekt dat agressie vier fases of stadia kan doorlopen.

### Vier fases van agressie

*Fase 0*: evenwicht. Dit is de meest wenselijke fase en gelukkig ook de fase waarin iedereen zich meestal bevindt. Er is geen sprake van spanning of agressie. Iemand is in staat normaal te communiceren en staat open voor andermans verhaal.

*Fase* 1: gevaar van controleverlies. In deze fase verandert het gedrag. Iemand is gespannen, geïrriteerd, gaat verbaal in het verzet en zoekt de machtsstrijd op. Hij is nu alleen nog maar gefocust op zijn eigen waarheid (gelijk krijgen) en kan het brede perspectief niet meer zien. Een buitenstaander die op enige afstand de betrokkene observeert, kan vaststellen dat er sprake is van fase 1 door te letten op bepaalde non-verbale signalen: sneller en luider praten, rode vlekken, vuisten die open en dicht gaan, samengeperste lippen, gaan zweten en vaker knipperen met de ogen. In deze fase wil iemand vooral zelf aan het woord zijn om zijn waarheid te vertellen. Hij verdraagt niet goed dat een ander het gesprek overneemt of te lang zelf aan het woord is. Hij heeft nog wel controle over de situatie, maar er is al sprake van een licht verlies.

*Fase* 2: gedeeltelijk verlies van controle. Normale communicatie is nu niet meer mogelijk. De ander gaat schreeuwen, vloeken, verbaal dreigen, op de tafel slaan, provoceren en laat zich verleiden tot cynische en sarcastische opmerkingen, met als doel de ander te vernederen. De lichaamshouding is nu ook dreigend.

*Fase* 3: totaal verlies van controle. Iemand gaat nu door het lint en kan zelfs fysiek agressief worden. Hij kan bijvoorbeeld gaan slaan, schoppen, gooien met voorwerpen, knijpen of bijten.

*Fase* 4: rust na incident. Iemand keert weer terug in de realiteit. Vaak is er dan sprake van schuldgevoelens en spijt.

Fase 0 en 1 zijn de fases waarin je de strategieën uit dit boek kunt toepassen. Het spreekt voor zich dat je in fase 0 de ontwapeningstechnieken niet hoeft toe te passen. In fase 1 zul je wat meer aandacht moeten besteden aan de eerste vier stappen: ontwapening, problemen door de ogen van de ander bekijken, gevoelsreflectie en naar verwachtingen vragen. Als je hier deze stappen toepast, zal het nagenoeg altijd lukken om iemand weer terug te doen keren naar fase 0.

Als je merkt dat iemand in fase 2 is gekomen, bijvoorbeeld doordat je iets verkeerds zei of toch niet goed luisterde, dan moet je meteen uit een heel ander communicatievaatje gaan tappen. Was in de vorige fase een steunende en empathische benadering de meest geëigende, in deze fase moet je juist grenzen gaan stellen. Plat gezegd komt het erop neer dat je nu deze boodschap overbrengt: 'Effe dimmen nu. Doe je dat niet dan stopt voor mij nu het gesprek.' Dit breng je – heel belangrijk – op een kalme toon en via wat nettere formuleringen, zoals:

'Ik wil niet op deze manier worden toegesproken. Als u niet op een gewone, rustige manier met me praat, dan stopt voor mij hier het gesprek. We komen dan toch niet verder.'

'U passeert nu een grens. Met wat u zegt maakt u de sfeer vijandig. Dat vind ik niet acceptabel. Ik wil het gesprek alleen voortzetten als u wat gas terugneemt.'

'Ik heb niet de bedoeling om tijdens ons gesprek mijn stem tegen u te gaan verheffen en ik vraag u vriendelijk dit ook niet tegen mij te doen. Een goed gesprek is immers niet meer mogelijk als er geschreeuwd gaat worden.'

Om je woorden kracht bij te zetten en ook om te voorkomen dat iemand steeds meer opgefokt raakt, kun je het familielid dat begint te razen meteen onderbreken door rustig maar beslist 'stop' te zeggen en dan een zin als hierboven te laten volgen. De meeste familieleden kiezen dan eieren voor hun geld en keren weer terug naar de vorige fase. Hoe eerder je bij fase 2 ingrijpt, des te groter de kans dat je het tij kunt keren. Gebeurt dat laatste niet en blijft het familielid toch tegen je razen, dan zit er niets anders op dan te doen wat je zei en het gesprek te verbreken. Ga je toch door dan bestaat de kans dat iemand overgaat tot geweld (fase 3).
Dit wijzen op de regels van normale communicatie – op straffe van het verbreken van het gesprek – is overigens ook wat je doet bij kritiek die voortkomt uit instrumentele agressie. Bij familieleden die kritiek heel functioneel inzetten, doe je het meteen! Je handelt dan, om een wat vreemde vergelijking te gebruiken, als iemand die beroepsmatig honden dresseert. Je laat meteen zie wie de baas is en wat de regels zijn. Bij elke overtreding geef je een stevige ruk aan de lijn, bij wijze van spreken bijna net zo stevig als in het verhaal van de buurman en zijn hond, dat ik in hoofdstuk 1 vertelde.

In fase 3 en 4 heb je niets aan de strategieën uit dit boek. De methode werkt ook niet als de kwestie zich al lang voortsleept en beide partijen zich al ingegraven hebben.
In het laatste geval heb je meer aan mediation: bemiddeling door

een onafhankelijke derde waar zowel de familie als jij vertrouwen in hebben. Vaak lukt het om via mediation het vastgelopen schip van de communicatie vlot te trekken. Mediation is verre te verkiezen boven het aangaan van een juridisch gevecht. Eerder schreef ik dat het elkaar vertellen van de waarheid een vorm van gemaskeerde woede is en dat het te vergelijken is met het elkaar als middeleeuwse ridders bestoken met pijlen. Welnu, de edelste – of moet ik zeggen meest verdorven – waarheidsstrijd is het inschakelen van advocaten om een juridisch gevecht aan te gaan. Net als bij een oorlog het geval is, levert een dergelijke strijd alleen maar verliezers op.

## 12.2 Rustig blijven

*'Opa, waarom kijkt u zo zorgelijk?'*
*'Ik heb twee honden in mijn hart die aan het vechten zijn.'*
*'Hoe heten die honden, opa?'*
*'Haat en Liefde, kind.'*
*'En wie gaat er winnen?'*
*'De hond die ik te eten ga geven.'*
*(traditionele Soefivertelling.)*

De vorige paragraaf maakte eens te meer duidelijk dat je alleen maar adequaat op kritiek kunt reageren als je zelf het hoofd koel houdt en je niet laat verleiden om op kritiek emotioneel te reageren. Dus zolang je zelf in fase 0 zit. 'Je hebt makkelijk praten,' denk je nu mogelijk. Het lukt me weliswaar meestal vrij aardig, anders zou ik dit werk ook niet kunnen doen, maar er zijn familieleden die het bloed onder mijn nagels vandaan weten te halen. Probeer dan maar eens kalm te blijven. Ik geef toe dat ik dan wel eens heftiger reageer dan zou mogen.'
Je hebt gelijk, het is niet altijd gemakkelijk. Er zijn inderdaad familieleden die er een meester in zijn om anderen op de kast te krijgen. Maar toch, als je professioneel wilt reageren, heb je geen andere optie dan rustig te blijven. Ik heb ooit iemand horen zeggen dat boos worden net is alsof je in een mooie sportauto stapt, de motor aanzet, snelheid maakt en ... dan ontdekt dat de remmen niet werken. Alles wat aandacht krijgt, groeit. Boosheid die de ruimte krijgt, groeit explosief.
Als je je zelfbeheersing verliest, houd je waarschijnlijk de beste monoloog ... die je ooit zult betreuren. Om deze reden moet je probe-

ren je emoties onder controle te houden. Desnoods pas je beproefde technieken toe, zoals: tot tien tellen, op je tong bijten, of desnoods – met een verontschuldiging – weggaan: 'Sorry, ik moet even naar de wc.'

Een andere methode is om opkomende woede uit te stellen tot een later moment. Van uitstel komt dan in de regel afstel. De strategieën uit dit boek lenen zich hier prima voor. Ik zal dat kort uitleggen.

De meeste familieleden kunnen hun kritiek rechtvaardigen. Zoals jij dat ook kunt als je kritiek op iemand hebt. Niemand is een klier voor zijn eigen plezier. Jezelf voornemen om je best te doen kritiek eerst goed te begrijpen, is wellicht de beste strategie om in balans te blijven en evenwichtig te reageren. In de beschreven methode doe je dat met name door het familielid vragen te stellen over de achtergronden van zijn kritiek (strategie 2) en stil te staan bij zijn gevoelens (strategie 3) en zijn verwachtingen (strategie 4).

Er zijn daarnaast ook nog diverse andere technieken die je kunnen helpen om zelfs onder de meest heftige kritiek je kalmte te bewaren. Ik zal er twee bespreken.

### Psychisch schild

Het eerste is een zelfonderzoek dat begint met de volgende onafhankelijkheidsverklaring: 'Ik sta niet toe mijn stemmingen en gevoelens te laten bepalen door die van familieleden.' Als je je stemmingen en gevoelens afhankelijk maakt van die van andere mensen, dan zit je gevangen. Net als een vis aan een haak. Als iemand aan de hengel trekt, ga je automatisch spartelen (Berckhan, 1999). De kunst is om bij kritiek altijd een psychisch schild bij de hand te hebben dat je beschermt tegen de giftige pijlen van kritiek.

'Hoe kom ik aan zo'n schild?' is nu een voor de hand liggende vraag.

Welnu, je kunt het schild zelf maken. Hier is het recept.

1 Probeer je een situatie voor de geest te halen waarin je rustig en kalm bleef ondanks dat de situatie hectisch en turbulent was. Ga helemaal op in dit beeld. Probeer het gevoel opnieuw op te roepen dat alle opmerkingen en kritiek die op je afgevuurd werden, teruggekaatst werden als een pingpongbal op een harde ondergrond.

2 Cultiveer en koester het gevoel dat je je kunt beschermen door een onzichtbaar beschermend schild voor je te houden.
3 Probeer een schild te visualiseren waar je alles doorheen kunt zien en horen. Net zoiets als dik kogelvrij glas dat bankbedienden beschermt. Het schild is altijd en in alle situaties beschikbaar.
4 Probeer een passende slagzin of spreuk te vinden bij het beschermende schild, die je op moeilijke momenten tegen jezelf kunt zeggen. Zoals:
   – Dit is niet tegen mij persoonlijk gericht.
   – Ik blijf hier kalm onder.

Met behulp van dit psychische schild kun je moeilijke situaties aan. Het helpt je om familieleden die je het vuur aan de schenen leggen, rustig te woord te staan.
Ik kan me voorstellen dat je tegenwerpt: 'Hoe weet ik nu dat ik baat heb bij het oproepen van het beeld van een psychisch schild?' Welnu, uit psychologisch onderzoek weten we dat het oproepen van beelden ons tot enorme steun kan zijn als we met moeilijkheden worden geconfronteerd. De reden is dat onze geest voortdurend met beelden en voorstellingen werkt. Als je je laat meeslepen door de emoties van de ander, komt dat mede doordat er op dat moment een beeld bij je is opgeroepen dat je daartoe aanzette. Je ziet bijvoorbeeld in gedachten voor je dat je collega's of leidinggevenden jou verwijten dat je je door het familielid de les hebt laten lezen en je kunt dit beeld alleen maar verjagen door heftig te reageren. Als je het niet helpende beeld vervangt door een beeld dat je helpt om tegen de situatie opgewassen te zijn, voel je je niet alleen sterker, dan bén je echt sterker en weerbaarder.

### Je beheersen door veranderen van zelfspraak

Dertig procent van de dag fantaseren of dagdromen we, waarbij onze fantasieën en dagdromen bestaan uit een combinatie van beelden en 'zelfspraak' of innerlijke monologen. Zojuist beschreef ik hoe je beelden kunt veranderen als middel om rustiger te worden. Een tweede strategie om je competenter te voelen als je op de proef wordt gesteld, is door zinnetjes die je kracht ondermijnen –

zinnetjes zoals 'Ze moeten steeds mij hebben' – te vervangen door zinnetjes die je weerbaarder maken. De cognitieve gedragstherapie vertelt ons hoe dit werkt:

Bijvoorbeeld: een familielid uit onredelijke kritiek op je. Je wordt boos. Als je later die dag iemand over dit gesprek vertelt, is de kans groot dat je zegt: 'Het familielid maakte me boos.' Volgens de cognitieve gedragstherapie is jouw redenering niet juist. Gevoelens worden volgens deze meeste toegepaste en meest succesvolle vorm van psychotherapie nooit veroorzaakt door wat anderen zeggen of doen en evenmin door wat jou overkomt of door wat jij meemaakt. Nee, de centrale gedachte van de cognitieve therapie is dat gevoelens voortkomen uit wat je dénkt als je iets meemaakt. Gevoelens zijn het resultaat of product van je eigen interpretaties. Als je kritiek krijgt, kun je verontwaardigd raken omdat je dan een van de volgende gedachten hebt:

– Hoe kan iemand nu zoiets tegen mij zeggen. Ik doe mijn werk en ik doe mijn uiterste best.
– Dit moet toch niet kunnen? Het is gewoon niet eerlijk!
– Het is gewoon verschrikkelijk om zo toegesproken te worden. Dat hoef ik niet te pikken!

Volgens de cognitieve gedragstherapie kun je ook heel anders tegen de situatie aankijken. Bijvoorbeeld door alternatieve gedachten te ontwikkelen, gedachten die bovendien ook nog eens meer grond van waarheid bezitten:

– Deze opmerking van het familielid zegt meer over het familielid zelf dan over mij.
– Als ik me ertoe laat verleiden om me door de emoties van het familielid te laten aansteken, dan heeft het me waarschijnlijk waar het me hebben wil.
– Als ik onheus reageer, doe ik hetzelfde als wat ik het familielid nu verwijt. Dan handel ik conform het gezegde 'De pot verwijt de ketel dat hij zwart is'.
– Ik weet dat boosheid nooit zonder reden is, maar ook dat er zelden een goede reden voor is.

Andere gedachten zorgen voor andere gevoelens. Dat is een harde psychologische wetmatigheid. Als je gedachten als 'Dat is vreselijk, hoe durft ze dat te zeggen', vervangt door de zojuist genoemde gedachten, dan zul je minder emotioneel met kritiek omgaan. Je slikt de kritiek niet door want dan gaat ze later zwaar op je maag liggen. Nee, je doet iets anders: je laat de kritiek buiten je staan. Net als bij het psychische schild van zojuist raakt de kritiek je dan niet meer.

**Oefening**
Je hebt zojuist kennis gemaakt met twee technieken of strategieën die je kunnen helpen om in kritieksituaties het hoofd koel te houden. Maar door er kennis van te hebben genomen, beheers je ze nog niet. Je zult ermee aan de slag moeten. Doe hetzelfde als wanneer je een speech moet voorbereiden. Tenzij je een geboren spreker bent, zul je je goed voorbereiden. Je bedenkt wat je gaat zeggen en oefent je toespraak een of twee keer van tevoren met je vriend(in) of partner en vraagt hem of haar om feedback. Ook op kritiek kun en moet je je zo voorbereiden.

Probeer je vijf situaties voor de geest te halen waarin iemand kritiek op je leverde en waarin jij je liet meeslepen door je emoties. De situaties hoeven niet noodzakelijk betrekking te hebben op contacten met familieleden. Je kunt ook andere werkcontacten kiezen, bijvoorbeeld met collega's of je leidinggevende. Je kunt ook privésituaties kiezen, bijvoorbeeld aanvaringen met je partner, je ouder(s), je broer of zus, een vriend(in), buur of kennis. Schrijf kort, desnoods in steekwoorden, op wat genoemde personen zeiden of deden en ook hoe je zelf reageerde.

Orden nu jouw vijf situaties naar moeilijkheidsgraad. Bijvoorbeeld:
1 Mijn man had kritiek op de kerstmaaltijd waar ik een halve dag mee bezig was geweest.
2 Mijn leidinggevende bekritiseerde me omdat ik (buiten mijn schuld) een tweede keer te laat was op een vergadering.
3 Een familielid van een bewoner had kritiek omdat we volgens haar haar man te veel sufmakende medicatie hadden gegeven.
4 Een familielid had kritiek omdat een verpleegkundige aan wie zij iets vroeg 'Even geduld' zei en toen pas na een kwartier was teruggekomen.
5 Familielid B had kritiek omdat het scheerapparaat van haar partner stuk was. Zij gaf ons hiervan de schuld.

Concentreer je op de gemakkelijkste situatie, de situatie met de laagste score. In dit voorbeeld het familielid dat kritiek had omdat het scheerapparaat van haar partner stuk was. Haal je nu de situatie waarin de ander kritiek op jou leverde zo levendig mogelijk voor de geest. Bedenk daarbij hoe jij je voelde (opgefokt?) en hoe jij reageerde op de kritiek. Probeer je nu rustig te voelen door het psychische schild te visualiseren of door je zelfspraak te veranderen zoals hierboven omschreven. Maak zo nodig voor jezelf een script of scenario. Probeer alles ook als een film voor je te zien en de reacties van de ander te voorspellen en daarop in te spelen.

Als dit je in gedachten gelukt is, ga je een trapje hoger. Pak de voor jou op een na gemakkelijkste situatie uit je lijstje en doe hetzelfde. Daarna ga je naar de middelste van de vijf, enzovoort.

Doe deze oefening op ten minste drie verschillende dagen. Je zult het zien en merken: oefening baart kunst. Ook jij kunt rustig blijven als je kritiek krijgt.

## 12.3 En nu de praktijk

*'We zijn wat we doen. Uitnemendheid is dan ook geen handeling, maar een eigenschap.' (Aristoteles)*

Nu je alles over de negen strategieën hebt gelezen, gaat het leren pas echt beginnen. Vaardigheden maak je je immers alleen maar eigen door te doen. Maar voordat je aan de slag gaat nog een belangrijke opmerking over de methode uit dit boek.

De methode telt negen strategieën, die ik ook wel 'stappen' genoemd heb. Vaak beschreef ik hoe het doorlopen van de ene strategie over kon gaan in de volgende strategie. Mogelijk vroeg je je tijdens het lezen al af of het altijd nodig is de volgorde aan te houden en ook of je alle strategieën altijd moet toepassen. Het antwoord op beide vragen – in hoofdstuk 2 stipte ik het al kort aan – is: nee. Het is bijvoorbeeld geen must om altijd te beginnen met strategie 1 (ontwapenen). Je kunt soms ook meteen met strategie 2 beginnen (probleem zien door de ogen van het familielid), en wel door eerst de kritiek aan te horen, een korte samenvatting te geven en dan het familielid te vragen of het nog iets meer kan vertellen. Als je merkt dat een familielid dan al bedaard is, hoef je niet in alle gevallen per se de gevoelens te bevestigen. Ook pakt het vaak goed uit als je stap 3 (aandacht schenken aan gevoelens van de familie) eerst zet ('U klinkt erg bezorgd') en dan teruggaat naar stap 2 ('Kunt u eens wat meer vertellen over wat u zo bezorgd maakt?'). Ook stap 5 en 6 kun je vaak probleemloos verwisselen door eerst je eigen gevoelens te verwoorden ('Ik schrik erg van uw reactie.') om daarna te vertellen wat jouw kijk op het verhaal is. Je hoeft ook niet altijd te vertellen wat je eigen gevoelens zijn, zeker niet als het voor zowel de familie als voor jou geen zware kwestie is.

Nogmaals dus: je hoeft niet altijd alle strategieën toe te passen en evenmin altijd de hier beschreven volgorde aan te houden. Er zijn zelfs situaties waarin je met vier van de negen strategieën kunt volstaan, te weten: vragen naar de verwachtingen van de familie (strategie 4), die van jezelf vertellen (strategie 7), afspraken maken (strategie 8) en nakomen (strategie 9). Met minder dan deze vier zul je er echter niet kunnen komen: deze vier zul je nooit kunnen missen.

Een vraag die nu waarschijnlijk bij je opkomt is: waarom presenteer je de negen strategieën dan toch als stappen, als ik zelf in voorkomende situaties kan bepalen welke strategieën ik het beste kan gebruiken? Maar nee, zo vrijblijvend is het toch niet. Ten eerste geeft het meer houvast als je de strategieën in de beschreven volgorde toepast. Ten tweede is de kans op succes in het adequaat omgaan met gevoelens het grootste als je alle negen strategieën toepast. Ik raad je dus, zeker als je nog niet met de strategieën vertrouwd bent, aan om ze liefst allemaal toe te passen en dan ook in de hier beschreven volgorde. Als je de strategieën helemaal beheerst, dan leer je vanzelf om ermee te spelen en afhankelijk van de situatie een of meerdere stappen over te slaan of de volgorde van de stappen te veranderen.

Ik kan me ook voorstellen dat je zegt: 'Hoeveel tijd kost het wel niet om elke keer als een familielid wat te mopperen heeft, al deze stappen te doorlopen? Dan kom ik helemaal niet meer aan mijn werk toe en dan krijg ik nog meer kritiek. Niet alleen van andere familieleden, maar ook van mijn collega's en mijn leidinggevende. Er moet wel gewerkt worden!' Je hebt gelijk, er moet gewerkt worden. Ik heb twee antwoorden op je vraag. Het eerste antwoord is dat in de meeste gevallen een gesprek maar weinig tijd kost, soms maar twee of drie minuten. Een ontwapenende opmerking kost nog geen vijf seconden, aandacht schenken aan de gevoelens van het familielid vergt, evenals je eigen gevoelens uitspreken, meestal niet meer dan tien seconden. Hetzelfde geldt voor het vragen naar de wensen of verwachtingen van het familielid en het verwoorden van de eigen wensen of verwachtingen. De stappen die wat meer tijd vragen zijn 'de kwestie proberen te zien door de ogen van het familielid', 'je eigen kijk op de zaak geven' en 'proberen tot afspraken te komen'. Hoe lang het bespreken van deze stappen duurt, hangt onder meer af van complexiteit van de kwestie, het belang dat het familielid aan de kwestie hecht en van hoe lang de familie (en jezelf) van stof is. Nee, over het algemeen hoef je niet bang te zijn dat het werken met de hier beschreven methode je veel tijd zal kosten. Kibbelen of de kwestie laten smeulen kost daarentegen vaak wel veel tijd. Bovendien leidt het ook nog nergens toe. De tijd die je aan een gesprek volgens deze methode besteedt, verdient zich in bijna alle gevallen wel terug. Een familielid dat zich niet gehoord voelt, blijft vaak klagen. Dat kun je dus ondervangen door het gesprek aan te gaan. Een goed gesprek volgens de hier beschreven methode geeft je bovendien een prettig gevoel en extra energie.

## Bereid je voor op moeilijke familiegesprekken

Adequaat op kritiek reageren is niet zo gemakkelijk als het misschien na het lezen van dit boek lijkt. Het vraagt immers van je dat je van jongs af aan ingesleten manieren moet afleren. Automatismen 'deleten' is verre van gemakkelijk. In het verlengde hiervan vraagt het ook van je dat je al heel lang bestaande opvattingen over hoe je kritiek interpreteert, opzij zet. Veel mensen reageren heftig op kritiek omdat ze denken dat kritiek een aanval is op de totale persoon ('Ik ben een slecht mens.' 'Ik ben geen goede professional.') terwijl familieleden een heel andere boodschap willen overdragen: 'Ik ben bezorgd over mijn hulpbehoevende naaste.' Reageren op kritiek leer je alleen door veel te oefenen en dat gaat stap voor stap, met vallen en opstaan. Mark Lammers, de succesvolle hockeycoach die ik al eerder aanhaalde, zei het in een interview met *de Volkskrant* (24 december 2008) zo:

*'De eerste reactie van mensen op innovatie is weerstand. Niemand wil veranderen. Het kost energie. Het liefst doen mensen hetzelfde als gisteren. Lekker die pook in de een en twee, de drie en vier. Mensen vinden het irritant ineens in een automaat te rijden. Waarom? Zijn ze niet gewend. Ik zeg altijd: als je hetzelfde doet als vijf jaar geleden, dan zul je hetzelfde krijgen als vijf jaar geleden. Dat wil ik niet. Ik wil eerste worden, ik wil beter worden. Maar dat gaat tegen de natuur in.'*

Als je weet dat je binnenkort een gesprek hebt met een familielid dat kritiek op je heeft, doe je er wijs aan je goed voor te bereiden. De Chinese wijsgeer Confucius zei het al: 'Succes is afhankelijk van nauwgezette voorbereiding, en zonder voorbereiding is falen een feit.' Als je je op een gesprek met familieleden niet voorbereidt, sta je meteen al op achterstand. Je kunt er immers van verzekerd zijn dat het familielid het gesprek wel grondig heeft voorbereid. Het familielid zal zelfs vaak al aan anderen hebben verteld wat het nu aan jou gaat vertellen.

Je voorbereiding moet beginnen met je vaste voornemen om rustig te blijven. Denk bijvoorbeeld aan het psychische schild dat je zult gaan gebruiken of aan de techniek van anders tegen de situatie aankijken.

Maak voor jezelf ook een spiekbriefje dat je tijdens het gesprek kunt gebruiken. Toen ik mijn eerste therapiegesprekken deed, had ik steeds een geheugensteun bij de hand. Vragen die ik per se wilde stellen en thema's die ik wilde aansnijden, schreef ik op een vel van een A4-blok dat ik ook gebruikte om aantekeningen tijdens het gesprek te maken. Links op een vel had ik de vragen opgeschreven, het rechterdeel gebruikte ik om in steekwoorden aantekeningen te maken van de sessie. De patiënt viel het, denk ik, niet op dat ik de structuur van het gesprek en de belangrijkste vragen nog niet uit mijn hoofd kende, maar regelmatig met een vlugge blik even mijn A4-blok raadpleegde. Op je spiekbriefje kun je net zoals ik dat deed de strategieën noteren en daarbij enkele belangrijke vragen en aandachtspunten schrijven. Schaam je er niet voor dat je een dergelijk geheugensteuntje nodig hebt. Weinigen zijn in staat om alle strategieën plus de bijbehorende vragen of zinnen meteen al bij een eerste gesprek paraat te hebben. Vergeet niet dat je geheugen je in de steek kan laten als je wat gespannen bent. Een spiekbriefje geeft je rust.

### Evalueer elk gesprek met een kritisch familielid

Evalueer achteraf hoe je met de situatie omging. Reageerde je zoals je je voorgenomen had? Gebeurde er iets wat je niet had verwacht? Wat zou je de volgende keer beter kunnen doen?

Hopelijk trek je de conclusie dat reageren volgens de in dit boek beschreven methode je bij kritiek verder kan helpen en heb je nu ook voldoende handvatten gekregen om je niet mee te laten slepen door de emoties die kritiek van een familielid bij jou kan oproepen.

## Hoofdpunten uit 'Toepassen van de strategieën'

1. Pas de strategieën alleen toe in fase 0 en 1 van het crisis-ontwikkelingsmodel.
2. Voorwaarde voor toepassing is dat je zelf rustig bent (en blijft).
3. Om bij de meest heftige kritiek je kalmte te bewaren, kun je de volgende twee technieken gebruiken:
   – het psychisch schild;
   – veranderen van zelfspraak.
4. Het is geen must om alle strategieën steeds toe te passen en evenmin hoef je de hier beschreven volgorde steeds te hanteren.
5. Bereid je voor op moeilijke gesprekken en evalueer achteraf elk gesprek.

# 13 Hoe kritiek te voorkomen

## 13.1 Inleiding

Reageren op kritiek kost tijd. Reageren op klachten kost zelfs bergen tijd. En ook nog eens heel veel energie. Negentig procent van door personeel aan familie besteedde tijd gaat doorgaans naar de bijzonder kritische verwanten en/of naar de verwanten met veel vragen of wensen. Voor de overige verwanten blijft dus maar tien procent van de tijd over (Geelen, 2009).

Waarschijnlijk is voor velen reageren op kritiek en klachten het meest vervelende onderdeel van het werk. Directies van instellingen gruwen er zelfs van, temeer daar kritiek en klachten hun instelling een slechte naam bezorgen. Er zijn dan ook nauwelijks of geen managers of hulpverleners die zullen zeggen: 'Heerlijk, vandaag weer een klacht te behandelen.' Het is een open deur: kritiek kun je beter voorkomen en klachten al helemaal.

Heel veel kritiek kán gelukkig worden voorkomen. Namelijk door als instelling en hulpverlener heel duidelijk je verwachtingen te communiceren naar de familie en door de familie steeds te vragen naar haar verwachtingen. Dit klinkt heel simpel, maar om dit te doen moeten er heel wat voorwaarden geschapen worden binnen een instelling. Over het waarom, hoe, welke en wanneer van deze voorwaarden gaat dit hoofdstuk.

## 13.2 Verwachtingspatronen van hulpverleners

Aan het einde van het eerste hoofdstuk stipte ik het al even aan: als hulpverlener heb je, ook al ben je je daar niet altijd van bewust, een bepaalde visie of kijk op de rol van de familie. Een belangrijk aspect van deze visie is je verwachtingspatroon: 'Dit verwacht ik van de familie: dit hoort zij wel of juist niet te doen.' De visie en het verwachtingspatroon zetten een stempel op de relatie die jij als hulpverlener hebt met de familie.

Zoals jij als hulpverlener een bepaalde visie hebt op de rol van de familie, zo heeft omgekeerd de familie ook een bepaalde voorstelling van wat een hulpverlener is en wat volgens haar de rol van de hulpverlener dient te zijn. Ook de visie en het verwachtingspatroon van de familie kleurt de onderlinge relatie in belangrijke mate. Zoals uit diverse voorbeelden in de vorige hoofdstukken naar voren kwam, lopen de visies en verwachtingen van familie en hulpverleners niet altijd parallel. Mogelijk heb je er nooit bij stilgestaan, maar er zijn heel uiteenlopende manieren om tegen familieleden aan te kijken. Zoals zo vaak het geval is bij verwachtingen, ben je je van deze verschillende manieren niet altijd bewust. Waarschijnlijk ga je ze pas zien en herkennen als je zo dadelijk de beschrijvingen ervan leest.

Als hulpverlener kun je op zes verschillende manieren tegen een familielid aankijken, namelijk als:
- werknemer of hulpbron;
- partner of bondgenoot;
- toeschouwer of bezoeker;
- (mede)zorgvrager;
- autonoom persoon;
- werkgever.

### Werknemer of hulpbron

De eerste visie, de familie als werknemer, houdt in dat je het familielid beschouwt als primaire en belangrijkste zorgverlener van de hulpbehoevende naaste. Deze visie komt alleen voor bij zorginstellingen die ambulant – bij de hulpbehoevende thuis – zorg bieden en met name bij instellingen die voor hun eigen financiering aan strikte richtlijnen zijn gehouden.

Je biedt hierbij als professional pas zorg als, of voor zover, het familielid de zorg zelf niet meer aankan. Bij de intake vraag je nadrukkelijk naar de mogelijkheden en onmogelijkheden van het familielid en de rest van het netwerk van de hulpbehoevende naaste. Indien de uitkomst is dat professionele zorg is geïndiceerd, zul je in deze visie je vooral richten op de zorgbehoevende zelf en er hierbij van uitgaan dat het familielid het gebruikelijke niveau van mantelzorg handhaaft. Je besteedt nauwelijks aandacht aan eventuele eigen problemen van het familielid noch aan conflicten tussen het familielid en de hulpbehoevende. Hooguit verwijs je in voorkomende gevallen door naar andere professionals, zoals de huisarts, het maatschappelijk werk, een eerstelijnspsychologenpraktijk of een ggz-instelling.

De hier beschreven visie is in de jaren tachtig van de vorige eeuw expliciet door de overheid uitgedragen (WVC, 1983):

*Naast het voeren van beleid dat gericht is op versterking van de eerstelijnszorg dient ook te worden gestreefd naar een vermindering van het beroep op de eerste lijn door het vergroten van de mogelijkheden en de motivatie om zichzelf en elkaar te helpen. Versterking dus van de informele zorg. Hiervoor staan diverse mogelijkheden open en deze dienen dan ook goed benut en ondersteund te worden. Dit past onzes inziens in het kader van een beleid gericht op minder professionele en meer zelfzorg en mantelzorg.*

Medewerkers van het Centraal Indicatiesysteem Zorg (CIZ) hanteren deze visie nog steeds. Wat zeg ik? Meer dan ooit tevoren.

### Partner of bondgenoot

De centrale gedachte achter de tweede visie is dat het familielid in principe je partner is en dat jullie een gezamenlijk belang hebben, namelijk een zo goed mogelijke zorgverlening bieden aan de hulpbehoevende. Voornaamste aandachtspunt voor jou is dat samen met de familie het totaal aan noodzakelijke zorgverlening wordt gedekt.

Indien nodig zul je het familielid ondersteunen om zijn of haar taak vol te kunnen houden en zo mogelijk zelfs uit te breiden. Bij het bieden van deze steun snijdt het mes aan twee kanten: wanneer het familielid nuttige steun krijgt, zal het minder (snel) een beroep doen op de professionele hulp én is de kans groter dat de patiënt ook optimale zorg krijgt. Dit laatste is belangrijk, want in deze visie ga je ervan uit dat het familielid heel vaak een cruciale rol vervult in het welbevinden van de hulpbehoevende en ook dat het familielid heel vaak over essentiële kennis beschikt over deze persoon. Wie kent de hulpbehoevende beter dan degene die altijd met hem heeft samengewoond of voor hem heeft gezorgd? In onderstaande brochuretekst van Saamvliet, een instelling voor mensen met een verstandelijke handicap, komt de visie 'het familielid als partner' goed naar voren:

Meer en meer zijn verwanten betrokken bij de zorg. Tot voor kort waren instellingen als de onze nogal eens gesloten en matig naar buiten gericht. Ons uitgangspunt is nu, dat wij open willen staan voor gesprek, kritiek en afstemming van de zorg op elkaars inzichten. Wij hebben de verwanten nodig, en zij ons. Verwanten maken deel uit van de zorg. Daarom worden zorgverleningsovereenkomsten opgesteld, waarin Saamvliet zich verplicht om die zorg te bieden die voor het individu het beste past. Hoe dat plaatsvindt, wordt vastgelegd in een zorgplan. Centraal hierbij staat een vertrouwensbasis. Met andere woorden: verwanten en wettelijke vertegenwoordigers kunnen ons op alle aspecten van de zorg voor hun kind aanspreken en wij kunnen hen daarop aanspreken. Verwanten en wettelijke vertegenwoordigers hebben ook wettelijk vastgelegde rechten, die de belangen van de cliënt en zijn vertegenwoordigers beschermen en de zelfbeschikking van de cliënt centraal stellen.

### Toeschouwer of bezoeker

Zorginstellingen die intramurale zorg bieden hebben (nog) niet de mogelijkheid om van het familielid te eisen het maximum aan zorg te bieden. Soms leeft bij hen ook niet de behoefte om het familielid als partner te zien en het te betrekken bij de zorg. Bij deze zorginstellingen kan juist een tegenovergestelde visie voorkomen. Die houdt in dat de zorginstelling de totale benodigde zorg biedt en dat het familielid – tijdelijk of blijvend – buitenspel staat en slechts de rol vervult van gast of bezoeker. De professionals beschouwen zich daarbij als de deskundigen die – mogelijk als enigen – in staat zijn om de benodigde zorg te bieden.
Deze visie kom je vooral tegen bij ziekenhuizen en intramurale afdelingen in de geestelijke gezondheidszorg, en ook bij sommige verpleeghuizen. In het boek *De loden mantel* van Kirsten Emous, 2005) komt een psychogeriatrisch verpleegkundige aan het woord. Zij vertelt het volgende:

*Als iemand eenmaal is opgenomen, hebben de familieleden al vaak een lijdensweg achter de rug. De één een paar maanden, de ander een paar jaar. Dan komen ze in het verpleeghuis en vanaf dat moment hebben ze niets meer te zeggen. Als ze pech hebben, worden ze niet eens ingelicht over dingen die er gebeuren. Medicijnen worden gestopt, medicijnen worden veranderd, de patiënt zit ineens raar te draaien of te woelen en je denkt: 'Wat is er met vader aan de hand?' Soms word je niet eens opgebeld als iemand valt:*

*je komt op bezoek en je ziet een blauw oog, of een arm in de mitella. Dat vind ik zo vreselijk slecht. Ik raad collega's daarom altijd aan om de familie op te bellen en te zeggen dat zij de persoonlijk begeleider zijn, om even een afspraak te maken om rustig te praten. Want als iemand wordt gebracht, is dat voor de familie natuurlijk een heel spannende toestand. Als jij dan op zo'n moment een verhaal houdt over hoe het op de afdeling gaat, maar de kinderen kijken alleen maar naar wat er met pa of ma gebeurt, dan glijdt het hele verhaal van ze af.*

Overigens verdwijnen verpleeghuizen die de familie in de rol van gast zien in snel tempo. De afgelopen jaren zijn de meeste verpleeghuizen zich juist gaan ingespannen om de familie bij de zorg en dienstverlening te betrekken, als partner of medehulpverlener (Dijkstra, 2004). Vaak is het ook een kwestie van pure noodzaak of overleven. Het verpleeghuis heeft niet altijd meer de mensen en de middelen om alle noodzakelijke zorg te bieden en kan niet meer zonder de inspanningen van vrijwilligers en familie.

### (Mede)zorgvrager

Veel zorgende familieleden zijn zwaar belast en lopen, blijkens onderzoek, een verhoogd risico om zelf een psychische of lichamelijke aandoening te krijgen. In deze visie hou je hier nadrukkelijk rekening mee en beschouw je het familielid als potentiële zorgvrager of patiënt. Je houdt daarom de lichamelijke en psychische gezondheid van het familielid in het oog. Je probeert het familielid te ontlasten met als doel zijn of haar welzijn zo veel mogelijk te bevorderen en het in staat te stellen de zorg te bieden die het wil en kan bieden.
Wanneer je merkt dat het familielid te zwaar belast dreigt te worden, kun je met het familielid en de hulpbehoevende de wenselijkheid van opname van de laatste bespreken. Je erkent dat er tussen patiënt en familielid sprake kan zijn van tegengestelde belangen. Wanneer je moet kiezen, zul je geneigd zijn de belangen van het familielid te laten prevaleren boven die van de patiënt. De gedachte hierachter is dat ook de laatste er niet bij gebaat is als het familielid zich moet forceren en onder de last van de zorg bezwijkt.
Een voorbeeld.

> Mevrouw Faber zorgt al jaren voor haar man die lijdt aan de ziekte van Parkinson. Het laatste jaar is haar man niet alleen lichamelijk maar ook geestelijk fors achteruitgegaan. Bij de verzorging ondervindt ze steeds meer last van gewrichtsslijtage in haar heup en knieën. Sinds een jaar krijgt ze daarom hulp van de wijkverpleegkundige. Die komt niet alleen voor haar man, maar neemt ook elke maand een uur de tijd om met mevrouw te bespreken hoe het met haar gaat. Omdat de verpleegkundige zich er grote zorgen over maakt of mevrouw de noodzakelijke zorg in de toekomst kan blijven geven, vraagt ze hoe ze erover zou denken als haar man een paar dagen per week naar de dagverzorging van het dichtstbijzijnde verpleeghuis zou gaan. Ze oppert dit niet alleen omdat ze voorziet dat een verpleeghuisopname in de nabije toekomst onontkoombaar zal zijn. Haar overweging is ook dat dagverzorging de moeilijke maar onvermijdelijke stap van opname voor zowel mevrouw als haar man iets gemakkelijker maakt.

### Autonoom persoon

In deze visie is de inzet of het doel een zo groot mogelijke onafhankelijkheid van het familielid en de naaste. Via twee wegen werk je aan dit doel. De eerste verloopt via de patiënt. Je werkt er hierbij als professional aan om de patiënt zo autonoom mogelijk te laten functioneren. In het bijzonder doe je dit als je inschat dat de relatie tussen familielid en patiënt de groei van de laatste in de weg staat. Deze situatie doet zich nogal eens voor bij adolescenten met een verstandelijke handicap. Om een symbiose tussen verstandelijk gehandicapte en ouders te voorkomen, is er in ons land daarom lang geleden voor gekozen om verstandelijk gehandicapten, zodra ze kind af zijn, liefst uit huis te plaatsen.

De tweede manier waarop jij als professional kunt werken aan een grotere onafhankelijkheid van hulpbehoevende en familielid, is via het familielid. Je stimuleert hier juist het familielid tot meer autonomie. In het uiterste geval kan dit zelfs betekenen dat je het familielid stimuleert en motiveert om met zorgen te stoppen, opdat het zo uiteindelijk kan kiezen voor een eigen leven.

Net als in de vorige visie het geval was, erken je ook hier een mogelijke belangentegenstelling tussen familielid en hulpbehoevende. Omdat het doel echter een toenemende onafhankelijkheid van beiden is, hecht je aan de belangen van beiden even veel gewicht.

In de praktijk is het lang niet altijd zo eenvoudig om aan deze visie gestalte te geven.
Een zorgkundige van een instelling voor verstandelijk gehandicapten vertelt hierover:

> 'Met mevrouw Aalbers hebben we al diverse keren besproken dat het goed voor haar én voor haar dochter is dat ze haar dochter loslaat. Ze zegt "ja", maar haar gedrag is vaak anders. Ik heb de afgelopen anderhalf jaar heel vaak een gesprek gehad met de moeder, waarin ik geprobeerd heb duidelijk te maken dat we bepaalde dingen niet willen en dat die niet horen. Bijvoorbeeld niet eigenhandig dingen op de menulijst van dochter zetten, zoals: "Sinaasappel erbij", "Geen jus!" We hebben er ook in talloze teamvergaderingen over gesproken. Steeds proberen we ons te concentreren op de kernvraag: wat kan de dochter zelf en welke ondersteuning heeft ze nodig. Als ik met moeder ga praten, dan gaat het mis, want dan zegt moeder: 'Ik voel me door jullie aangevallen.'

### Werkgever

In deze visie is je patiënt of zijn (wettelijke) vertegenwoordiger, meestal een familielid, je werkgever of baas. Er zijn twee constructies waarbij er sprake kan zijn van een werkgever-werknemerrelatie tussen jou en een familielid. De eerste is die waarbij iemand met een flinke bankrekening bij jou of je instelling hulp of zorg inkoopt die de zorgverzekering niet dekt. De tweede mogelijkheid is via een persoonsgebonden budget (pgb). Hierbij betaalt het familielid de zorg niet uit de eigen portemonnee maar kan het je betalen dankzij een geldbedrag van de AWBZ of de gemeente. Midden jaren negentig van de vorige eeuw werd met deze vorm van hulpverlening met succes geëxperimenteerd in de thuiszorg. Inmiddels is ze verbreed naar de verstandelijkgehandicaptenzorg en de geestelijke gezond-

heidszorg. (Het Vlaamse equivalent van het pgb is het Persoonlijk assistentiebudget, kortweg PAB, dat in 2000 werd ingevoerd.)
Als het familielid je werkgever is, zit je in een andere rol dan bij de vijf andere verwachtingspatronen. De betaler bepaalt. Je hebt niet meer alleen de regie over de verpleging, zorg, begeleiding of behandeling. Het is uiteraard niet zo dat je nu slechts kan of hoeft te doen wat de cliënt en/of het familielid zegt, maar als hulpverlener weet je wel dat jij je meer dan vroeger via je kennis, kunde en inzet zal moeten bewijzen. En daarbij komt dat sommige familieleden zich ook anders, ja soms bevelend tegenover jou opstellen omdat ze menen dat ze het voor het zeggen hebben.
Een teamleider van een instelling voor verstandelijk gehandicapten lucht zijn hart:

'Een bepaalde moeder vraagt buitenproportioneel veel tijd van mij en mijn team. Omdat het om een pgb-constructie gaat, is de moeder onze werkgever. Ze heeft, in coöperatievorm met een aantal andere ouders, bij ons zorg ingekocht. Om een voorbeeld te geven van wat ze doet: ze komt door de week 's avonds op bezoek ("Vind ik gezellig.") en vraagt dan aan een medewerker: "Heb je even tijd voor me? Ik heb een paar vragen. Tien minuutjes maar." De medewerker zwicht. Het gesprek duurt dan geen tien minuten, maar een halfuur. Het gesprek is dan niet afgelopen, maar ze stopt dan zelf abrupt om de tv aan te zetten omdat "Goede tijden, slechte tijden" begint. Ze presteert het dat programma af te kijken om daarna haar dochter in bed te gaan stoppen. Het is dan kwart over negen terwijl ze ons nota bene steeds voorhoudt dat haar dochter per se om negen uur in bed moet liggen. De woonbegeleider van die avond gaat me dan een dag later bellen omdat hij vanwege de moeder tot niets is gekomen en bijvoorbeeld niet zijn woonplannen heeft kunnen maken. Ik vind dat de woonbegeleider gelijk heeft.'

## 13.3 Visies en verwachtingen van familieleden

Familieleden hebben zelf ook een visie op hun rol en positie. Elk van de zes visies die we bij professionals kunnen tegenkomen, kunnen we ook bij een familielid aantreffen.

Zo kunnen ook familieleden zichzelf als werknemer zien en het zowel vanzelfsprekend als gewenst vinden dat zij zelf het leeuwendeel van de benodigde zorg bieden.

Er zijn ook familieleden die zichzelf bij voorkeur als gast zien en het juist niet voor de hand vinden liggen om zorg te bieden aan hun naaste: 'De verantwoordelijkheid voor de zorg voor zieke en hulpbehoevende mensen ligt bij de overheid. Daarvoor betalen we immers met z'n allen belasting. Thuiszorg, ziekenhuizen en verpleeghuizen zijn er ook niet voor niets.'

De derde visie, het familielid als partner in de zorg, komt in ons land veel voor. Wij Nederlanders staan immers bekend om ons poldermodel en willen het liefst overal ons zegje over kunnen doen. Veel familieleden vinden het daarom 'niet meer dan normaal' dat ze mogen meedenken en beslissen als het gaat om de zorg voor hun eigen partner, ouder, of kind.

Een voorbeeld.

> Mevrouw Klein heeft tot een halfjaar geleden voor haar man gezorgd. Ze moest ermee ophouden toen haar man zo opstandig en agressief werd dat hij haar met het vleesmes ging bedreigen: 'Kom hier smerige hoer, je gaat met een ander, beken het maar. Ik steek je aan het mes.' Nadat ze op een keer had moeten rennen en vechten voor haar leven, voelde ze zich niet meer veilig in haar huis en zag ze geen andere oplossing meer dan een snelle opname in het verzorgingstehuis. Sinds de opname gaat ze elke dag bij haar man op bezoek. Ze praat dan veel met het verzorgend personeel en vraagt telkens als ze 's middags komt hoe de avond en nacht van haar man zijn verlopen, wat hij gegeten heeft en of hij nog naar haar heeft gevraagd. Ook kan ze het niet nalaten om het personeel te vertellen wat haar man prettig vindt en wat niet en hoe hij het liefste geholpen wil worden. Als zich in de verzorging van haar man problemen voordoen of als hij lastig is, staat ze onmiddellijk klaar met adviezen en oplossingen. Omdat mevrouw ook veel belangstelling toont voor de verpleging, en al haar vragen,

> wensen en adviezen op een vriendelijke, onbevangen manier communiceert, ervaart het personeel haar niet als een lastpost of bemoeial.

Dat ook familieleden zichzelf kunnen beschouwen als 'medezorgvrager' zal een ieder die in de zorg werkt uit eigen ervaring kunnen beamen. Vanuit het gezichtspunt van het familielid bezien is het ook niet vreemd om (dreigende) psychische of lichamelijke klachten die het gevolg zijn van het bieden van mantelzorg het eerst te bespreken met de hulpverlener die voor de zieke zorgt. Niet alleen omdat deze hulpverlener voor hem of haar het meest directe aanspreekpunt is maar ook omdat deze de situatie van het familielid het beste kent.
Een voorbeeld.

> Mevrouw Cox, die haar man in het verpleeghuis heeft moeten laten opnemen, heeft heel veel moeite met de geestelijke achteruitgang van haar partner. Het ergste vindt ze dat ze niet meer met hem kan praten en hem geen raad en advies kan vragen. Mevrouw Cox, de jongste van een groot gezin, heeft geen in leven zijnde broers en zussen meer, en vrienden en kennissen heeft ze eigenlijk nooit gehad. Ze heeft daarom geen naasten bij wie ze met haar vragen en zorgen terecht kan. Tegelijkertijd heeft ze daar juist grote behoefte aan. Haar leven lang immers heeft ze erg op haar man gesteund. Hij nam alle grote en kleine beslissingen. In haar onzekerheid zoekt mevrouw nu voortdurend steun bij het personeel van het verzorgingstehuis. Het personeel probeert het contact echter steeds zo veel mogelijk te beperken, vooral ook omdat mevrouw op een claimende en klagerige manier praat. Daar komt nog bij dat ze heel lang van stof is en veel tijd neemt als ze 'beet heeft' en een verpleegkundige op haar vragen ingaat.

Familieleden kunnen zich er ook van bewust zijn dat het zowel in het belang van henzelf als in het belang van de hulpbehoevende

naaste kan zijn dat beiden een eigen leven kunnen leven en dat beiden er wel bij varen wanneer ze naar zo veel mogelijk autonomie en zelfstandigheid streven.
Ten slotte: cliënten en hun familieleden die kiezen voor een pgb doen dat vaak omdat ze graag zo veel mogelijk zeggenschap willen hebben over de zorg, verpleging, begeleiding of behandeling. Ondanks dat ze beseffen dat ze hulp nodig hebben, willen ze niet afhankelijk zijn maar grip houden op hun leven. Hun past de rol van werkgever.

## 13.4 Waarom wederzijdse verwachtingen op elkaar afstemmen

Als jouw visie op de rol van de familie overeenkomt met die van het familielid, zijn de condities ideaal voor een goede onderlinge relatie. Als zowel jij als het familielid denken dat de familie een partner in de zorg hoort te zijn, dan is de kans groot dat jullie in deze zin ook zullen samenwerken.
Lopen de verwachtingen niet parallel, dan is de kans reëel dat jij en het familielid in elkaar teleurgesteld raken. Zeker als geen van beiden de wederzijdse visies en de hieruit voortvloeiende verwachtingen expliciet maakt en bespreekt.
Om diverse redenen kan het gebeuren dat jouw verwachtingen niet met die van een familielid overeenkomen. Eén ervan is dat de zorginstelling waar je werkt geen duidelijke visie op de rol van de familie heeft, bijvoorbeeld omdat je instelling zich helemaal concentreert op patiëntenzorg. Als je als professional aan een dergelijke instelling verbonden bent, zullen jij en je collega's de visie zelf invullen. Waarschijnlijk zul je in een instelling niet één, maar twee of nog meer visies aantreffen. Als je in de uitvoering werkzaam bent, zul je vaker uitgaan van het samenwerkingsmodel (het familielid als partner in de zorg), terwijl je als je in het management zit of arts bent het familielid vaker zult zien als gast of juist als werknemer (Twigg & Atkin, 1994). Voor het familielid is het erg verwarrend wanneer het te maken krijgt met hulpverleners die een verschillende visie hebben. Ook voor jou is dit geen prettige situatie. Familieleden kunnen professionals dan tegen elkaar uitspelen: 'Je collega denkt hier heel anders over.'
Een tweede reden voor het uiteenlopen van verwachtingen van fa-

milie en hulpverleners kan zijn dat de verwachtingen van een van de twee in de tijd loop der tijd zijn veranderd en dat dit niet gecommuniceerd is naar de ander.

Een familielid dat professionele hulp heeft ingeschakeld, kan aanvankelijk van de professional verwachten dat die hem of haar ziet als toeschouwer. Na enige tijd kan het familielid er echter behoefte aan hebben dat het als partner in de zorg wordt gezien, en weer later dat de professional het als een medezorgvrager behandelt. Vaak verandert de verwachting van een familielid doordat het expertise ontwikkelt. Een familielid dat net mantelzorger is geworden, bijvoorbeeld door een beroerte van een naaste, zal zich graag aan jou als professionele hulpverlener vastklampen en jou als expert zien van wie het graag van alles wil leren om zo op de toekomst te zijn voorbereid. Ditzelfde familielid kan door vallen en opstaan, door veel over een aandoening te lezen en door veel op te steken van allerlei hulpverleners die over de vloer komen, in de loop der jaren zo veel kennis en vaardigheden krijgen dat het op een gegeven moment meer kennis en vaardigheden over de aandoening van de naaste heeft dan de gemiddelde professional. Het spreekt voor zich dat het dan niet graag meer de rol van toeschouwer wil hebben, maar liever als partner in de zorg wordt behandeld. Als hetzelfde familielid in een latere fase voor de opgave staat een goed verpleeghuis te zoeken, dan kan het zijn dat de balans weer omslaat en dat het familielid weer 'leerling' wordt, omdat het nooit eerder een verpleeghuis heeft hoeven kiezen (Nolan e.a., 2003).

Ook jouw visie als professional of die van de zorginstelling waarvoor je werkt kan veranderen. Zo kun je als professional een bepaald familielid bij aanvang van het hulpverleningsproces beschouwen als werknemer, maar na verloop van tijd ontdekken dat de situatie is veranderd en dat het familielid zelf ook hulp nodig heeft. En veel gezondheidsinstellingen zijn er de laatste jaren toe overgegaan familieleden meer te betrekken bij de zorg.

Zulke veranderingen in visie worden echter niet altijd duidelijk gecommuniceerd naar familieleden. Bovendien komt het voor dat hulpverleners zich niet in hetzelfde tempo de nieuwe visie eigen maken. Sommigen hechten nog heel lang aan het oude, waardoor er voor het familielid een onduidelijke situatie ontstaat. Onduidelijkheid ontstaat ook als een instelling of professional twee of meer visies op mantelzorg hanteert, zelfs tegenstrijdige visies. Denk aan de combinatie 'familielid als werknemer' en 'familielid als medezorgvrager'. Zo is het mogelijk dat een verpleegkundige een familielid een vast aantal verzorgingstaken laat verrichten (en daarover vooraf afspraken heeft gemaakt), en dat ze tegelijkertijd het familielid specifieke aandacht schenkt.

## 13.5 Werken aan dezelfde visie

Wat de redenen ook zijn dat visies van professionals en familieleden niet overeenkomen, botsende verwachtingen kunnen zoals gezegd leiden tot botsende verhoudingen. Het is dus belangrijk om te werken aan een gezamenlijke visie.
Om daaraan als hulpverlener te kunnen werken, zal de instelling waaraan je verbonden bent wel een duidelijke visie moeten hebben op de rol en positie van de familie. Anders kun je als hulpverlener nergens op terugvallen als je er met het familielid niet uitkomt. Elke visie heeft ook consequenties voor de wijze van werken. Een instelling is er daarom niet met het formuleren van een visie; ze moet ook voorwaarden scheppen, zodat haar medewerkers met deze visie kunnen werken. Ik zal een aantal van deze voorwaarden noemen. Het voert te ver om dit voor elk van de zes verwachtingspatronen te doen. Ik beperk me ertoe om de belangrijkste voorwaarden te noemen bij 'de familie als partner in de zorg'. Ik vermoed, maar ben er niet zeker van, dat dit in onze tijd de meest voorkomende visie is. Hoe het ook zij, het is zeker de visie die instelling en hulpverlener voor de grootste uitdagingen stelt. Als de visie niet goed is uitgewerkt, de condities om ermee te werken niet duidelijk zijn en niet goed zijn geregeld, dan kun je wachten op problemen.
Net zoals dat in de handreiking *Samenspel in zorg*[1] (Actiz & EIZ, 2007) is gedaan, zal ik de voorwaarden of condities bespreken aan de hand van de hoofdrubrieken 'Visie en beleid', 'Organisatie', 'Afstemmen', 'Samenwerking' en 'Ondersteuning'.
Voordat ik de voorwaarden bespreek nog iets over de aanspreekvorm die ik zal hanteren. In de vorige hoofdstukken richtte ik me met de je-vorm rechtstreeks tot de hulpverlener. Nu richt ik me met dezelfde je-vorm tot het management van de instelling. De reden

---

1  zie ook: http://www.transmuralezorg.nl/pdf/instrumentenkoffer/mantelzorger-afsprakenlijst.pdf

zal duidelijk zijn: het management is er in eerste instantie voor verantwoordelijk dat de condities voor samenwerking met de familie worden gerealiseerd.

### Visie en beleid

De eerste stap om botsingen met familie te voorkomen, is het formuleren van de visie van de instelling op het samenspel tussen de eigen professionals en de familie. Bijvoorbeeld in zinnen als deze (ontleend aan de website van zorgcentrum Bronnenhof, een kleinschalig psychogeriatrisch verpleeghuis in de buurt van Sittard): 'Het sociale netwerk, familie en vrienden beschouwen wij als belangrijk goed van de cliënt. Zij krijgen dan ook ten volle de gelegenheid de cliënt te blijven ondersteunen en waar nodig te vertegenwoordigen.'
Betrek bij het formuleren van een visie zo veel mogelijk lagen van de instelling. Vergeet zeker niet de mensen van de werkvloer die het beleid later moeten uitvoeren. Zo creëer je van het begin af aan draagvlak: medewerkers hebben een gruwelijke hekel aan beleid dat in kamertjes ver van de praktijk op papier is gezet.
Het is ook verstandig om de familie er in een zo vroeg mogelijk stadium bij te betrekken. Als je een familieraad hebt, kun je vragen of een of twee mensen daaruit bereid zijn om actief mee te denken of om ten minste als klankbord te fungeren.
Werk bij het opzetten van het beleid samen met andere organisaties voor informele zorg, zoals regionale mantelzorggroepen, steunpunten voor familieleden en vrijwilligersorganisaties die familieleden ondersteunen. Benut hun mogelijkheden en expertise. Probeer in een vroeg stadium samenwerkingsafspraken te maken met deze organisaties.
Beleid blijft papier zolang niet alle betrokkenen ervan op de hoogte zijn. Draag je visie daarom zo breed mogelijk uit binnen je instelling. Niet alleen het management dient het te kennen, ook de medewerkers. Ja, juist de medewerkers, want zij moeten ermee aan de slag.
Om dezelfde reden is het cruciaal dat de cliënten en familieleden goed geïnformeerd worden over het beleid. Laat hen weten wat de instelling voor hen kan doen en wat de instelling van hen verwacht. Goed informeren is nooit iets eenmaligs, want zoals een gouden regel uit de voorlichtingskunde stelt: 'Eén keer is geen keer'. De

meeste mensen weten na een week nog maar tien procent van wat hen verteld is. Alleen vaak een boodschap herhalen, leidt tot het gewenste effect.
Maak in het verlengde van de visie ook een plan voor de implementatie van het beleid. Begin bijvoorbeeld met nieuw beleid toe te passen bij nieuwe familieleden.

## Organisatie

Een visie komt tot leven zodra zij vertaald wordt in praktische handreikingen voor de beroepskrachten. Denk hierbij met name aan richtlijnen voor communicatie met de familie. De sleutelwoorden hierbij zijn: 'wie', 'hoe', 'wanneer', 'hoe vaak', 'waarover' en 'met wie'? Goed communiceren is de moeilijkste vaardigheid die er is. Het is daarom – heel voorzichtig geformuleerd – beslist geen overbodige luxe om medewerkers op dit gebied te scholen of te trainen. Maak de bejegening van familieleden ook tot een vast onderdeel van sollicitatie- en functioneringsgesprekken van medewerkers.
Er is maar één goed criterium waaraan je af kunt meten hoe goed je medewerkers met de familie communiceren: de tevredenheid van familieleden. Onderzoek daarom regelmatig hoe het staat met de tevredenheid van de familie. Ga hierover met hen in gesprek, stel vragen en voer schriftelijke enquêtes uit. Kortom, doe op allerlei manieren aan klanttevredenheidsonderzoek. Bied familieleden ook structureel inspraakmogelijkheden in de organisatie, bijvoorbeeld via deelname in relevante adviesorganen.
Sommige cliënten of patiënten hebben geen familie (meer). Zorg er dan voor, bijvoorbeeld door het werven van vrijwilligers, dat ook zij een netwerk om zich hebben. Overweeg daarnaast om binnen de organisatie een medewerker aan te stellen die de functie van vertrouwenspersoon krijgt.

## Afstemmen

Het woord 'visie' is afgeleid van het Latijnse woord 'videre', dat 'kijken' betekent. De visie waar het hier om gaat, houdt in dat iedereen voortaan letterlijk anders naar de familie gaat kijken. Voortaan dien je de familie in eerste instantie als ervaringsdeskundige/expert te beschouwen. De familie is bij uitstek degene die de wensen en behoeften van de zorgvrager of patiënt kent. Zij stelt het doorgaans ook heel erg op prijs als hiernaar wordt gevraagd. Daarnaast is het ook nuttig om in kaart te brengen welke hulp de familie gaf vóórdat haar naaste zorg van je instelling kreeg. Organiseer op een structurele wijze contact tussen een vaste contactpersoon van je instelling en de familie en doe dit vanaf het moment dat de zorg start. Maak ook afspraken over contactmomenten en leg deze vast.

Stel de familieleden ook in staat om alle taken te vervullen die zij graag willen vervullen. Kies daarbij als uitgangspunt: de cliënt wil de zorg ontvangen én de familie wil de zorg geven. Houd er wel rekening mee dat sommige familieleden alleen maar zorg willen bieden aan hun naaste en niet aan medecliënten of -bewoners. Maak daarom per individuele situatie afspraken met de familie en evalueer deze afspraken regelmatig.

Vraag de familie steeds naar haar verwachtingen, mogelijkheden en grenzen en geef ook steeds aan wat je eigen verwachtingen, mogelijkheden en grenzen zijn. Leg afspraken over taken die de familie wil en kan uitvoeren vast in het zorgleefplan. Realiseer je hierbij dat de mogelijkheden en wensen van de familie ten aanzien van haar eigen rol of die van de instelling kunnen veranderen. Zoals ook deze locatiemanager van een Zeeuws verzorgingstehuis beseft (personeelsblad *Standby*, 2004):

*Na de intake houdt de contactverpleegkundige in de gaten of er verandering optreedt in de behoefte van de familie om te zorgen. Die kan na verloop van tijd meer taken op zich willen nemen. Het kan ook zijn dat een familie juist minder betrokken wil worden. Wij willen daar rekening mee houden.*

## Samenwerking

Benader de familie als gelijkwaardige partner, met wie samenspraak en zo mogelijk samenwerking plaatsvindt. Streef een win-winsituatie na: een intensieve samenwerking met de familie om gezamenlijk een passend antwoord te vinden op de wensen van de cliënt.

Ondersteun de eigen medewerkers bij de samenwerking met familie. Voor medewerkers is dit intensief samenwerken met de familie nieuw. Ze moeten nu niet alleen letten op de wensen, grenzen en mogelijkheden van hun cliënten, maar ook op die van de familie. Het maakt hun werk niet alleen uitdagender, maar ook complexer. Maak daarom hun moeilijkheden en dilemma's bespreekbaar en begeleid medewerkers op dit gebied. Regelmatige intervisie kan daarbij helpen. Integreer de samenwerking met familieleden in bestaande instrumenten: voor- en nagesprekken, intake, zorgleefplan en zorgdossier en multidisciplinair overleg. Wees ook alert op negatieve beelden die familieleden en medewerkers van elkaars handelwijze kunnen hebben. Werk aan een positieve wederzijdse beeldvorming door een open contact tussen familieleden en medewerkers te bevorderen. Bijvoorbeeld door bijeenkomsten te houden waarbij medewerkers en familie, afdelingsgewijs, met elkaar in gesprek gaan over de zorg en ieders rol daarin.

Onlangs mocht ik een (zeer geslaagde) familieavond voorzitten van een psychogeriatrisch verpleeghuis uit het zuiden des lands. Ter uitnodiging stuurde de directie de familie deze brief:

**Familieavond: (Hoe) kan het samen nóg beter?**
Opname in een verpleeghuis is zowel voor de betrokkene zelf als zijn naasten een grote overgang. De nieuwe bewoner én de familie moeten wennen aan de nieuwe omgeving. De familie moet er tevens aan wennen dat anderen, professionals, nu (ook) zorg bieden aan hun naaste. Na verloop van tijd zal de familie zich doorgaans aanpassen aan deze nieuwe situatie. Rondom de zorg voor de bewoner kunnen tussen familie en professionals echter ook misverstanden en spanningen ontstaan. De reden is vaak dat beiden andere opvattingen hebben over wat goede zorg is en over wat er mogelijk is. Onbegrip ontstaat vaak ook doordat men niet altijd weet wat men van elkaar verwacht.
Verpleeghuis VKH organiseert 15 januari 2009 een familieavond waarbij medewerkers aan de hand van deze drie, met opzet wat prikkelende stellingen met elkaar in gesprek gaan over de zorg:
- Alle bewoners zijn voor ons gelijk(waardig); daarom moeten we ze ook allemaal op dezelfde wijze bejegenen.
- Familieleden hebben geen opleiding gevolgd om met dementerende mensen om te gaan. Medewerkers wel. Daarom begrijpt de familie niet altijd hoe wij als professionals met bewoners omgaan.
- Dementerende bewoners kunnen zelf niet meer aangeven wat ze precies willen, daarom moeten de familie en verzorgenden dit voor hen doen.

Het doel van de avond is elkaar (nog) beter te leren begrijpen en om ideeën op te doen om de zorg rondom de bewoner (nog verder) te verbeteren.

### Ondersteuning

Zorgen voor een naaste kan de familie veel bevrediging geven. Tegelijkertijd kan het ook heel belastend zijn. Net zoals medewerkers steun nodig hebben bij het bieden van zorg en bij de communicatie met de familie, zo heeft de familie zelf ook vaak ondersteuning nodig bij alles wat ze voor haar naaste doet. Ga daarom regelmatig na of de familie de zorg nog wel aankan. Ook na opname in een instelling gaat de zorg voor de familie door, zeker als gekozen wordt voor een intensieve samenwerking tussen instelling en familie. Leer medewerkers te letten op vroegtijdige signalen van overbelasting bij de familie en probeer het medewerkers tot een vaste gewoonte te laten maken om tijdens allerlei contactmomenten, zoals intake en bespreking van het zorgleefplan, ook te vragen naar het wel en wee van de familie: 'Hoe gaat het met ú? Kunt u de zorg nog aan?' De ervaring leert dat familie dikwijls te laat hulp inroept. Bied gevarieerde ondersteuningsmogelijkheden die tijdig, flexibel, toegankelijk en op maat zijn. Zoals de mogelijkheid van vervangende zorg, bijvoorbeeld door te zorgen voor vrijwilligers die tijdelijk de taken van de familie kunnen overnemen. Geef ook informatie over mogelijkheden van mantelzorgondersteuning buiten de zorginstelling (sociale kaart).
Doe ook aan deskundigheidsbevordering van de familie. Dit leidt tot meer zekerheid bij de familie en een afname van vragen, ook op langere termijn.

## 13.6 Tot slot

*Liefde is een werkwoord*, zo luidt de titel van een Vlaamse bestseller over spelregels voor een goede partnerrelatie. Net zoals twee mensen die van elkaar houden hard en blijvend moeten werken om hun relatie goed te houden, zo moet je als instelling constant investeren in de relatie met de familie. Niet alleen omdat je als instelling voortdurend met nieuwe familieleden te maken krijgt, maar ook omdat visies en verwachtingen in de loop der tijd kunnen veranderen en omdat beloftes, gemaakte afspraken en regels bijna altijd ruimte laten voor interpretatieverschillen die kunnen leiden tot botsende verwachtingen. Laat je deze inspanningen achterwege, dan zal dat vroeg of laat tot spanningen leiden tussen je instelling en de familie. En dan moet er heel, heel hard gewerkt worden om de relatie weer goed te krijgen. Dit laat de volgende tekst goed zien (uit: Connie Klingeman, Carolien Nijhuis & Jacomine de Lange, 2007).

In zorgcentrum Soenda (Rotterdam) heerste al enige tijd een gespannen sfeer op de verpleegunit voor bewoners met dementie. De familie klaagde bij de leiding over de bejegening door de medewerkers. De medewerkers op hun beurt vertelden dat ze op hun tenen moesten lopen en niet wisten hoe ze met kritische familieleden moesten omgaan en om die reden hen zo veel mogelijk probeerden te mijden. Om uit deze impasse te komen, vroegen ze de Hogeschool Rotterdam een onderzoek te doen. Deze besloot alle betrokkenen, familie en medewerkers, te interviewen.
Uit het onderzoek bleek dat de gespannen sfeer vooral te maken had met niet ingeloste verwachtingen. Hier zijn enkele van de belangrijkste wensen van de familie:
1 Graag wilden ze weten hoe de dag van hun naaste verloopt. Daarom zouden ze de rapportages die de medewerkers maken, willen inzien.
2 Ze wilden graag duidelijkheid over wat ze als familie nu wel en niet mochten. Welke initiatieven mogen ze zelf nemen ten aanzien van de verzorging? Mogen ze bijvoorbeeld iets uit de koelkast nemen? Veel familieleden verwachtten dat hulp van hun kant op prijs zou worden gesteld maar merkten dan dat medewerkers dit niet waardeerden.
3 Meer informatie, steun en begeleiding rond de periode van opname. Alles is dan nieuw en emotioneel moeilijk en ook onduidelijk.
4 De familie mist activiteiten voor bewoners en zou wensen dat bewoners meer bewegen.

Dit zijn wensen van de medewerkers:
1 Voor de medewerkers komen de bewoners op de eerste plaats en niet de familie. Ze verwachten dat de familie hier begrip voor heeft.
2 De medewerkers geven aan dat ze bereid zijn de familie te informeren maar gaan ervan uit dat de familie het initiatief neemt door te komen met vragen. Daarbij geven de medewerkers aan dat informatieverstrekking over medische zaken goed loopt en dat informatie

over de dagelijkse gang van zaken nog wel beter zou kunnen. De medewerkers gaan er van uit dat ook voor de familie de prioriteit bij het eerste ligt.
3 De medewerkers geven aan dat rapporteren (achter de pc dossiers bijwerken) ook werken is en zouden willen dat ze op die momenten niet door de familie worden onderbroken.
4 De medewerkers geven aan dat ze anders aankijken tegen de bewoners dan de familie en een andere beleving hebben over 'wat goed is'. De medewerkers kijken naar het huidige functioneren, de familie kijkt naar het vroegere leven.

Toen medewerkers en familie rond de tafel gingen zitten en de uitkomsten van het onderzoek hoorden en met elkaar bespraken, ontstond er over en weer veel meer begrip. Automatisch kwamen ze toen ook met een heleboel praktische verbeterpunten, die in drie typen konden worden ingedeeld. De eerste waren gericht op de ondersteuning van de familie, de tweede op de verbetering van de kwaliteit van leven van de bewoner, de derde op het verbeteren van de samenwerkingsrelatie tussen zorgverlener en familie. Uit het onderzoeksrapport:

Verbeteracties gericht op ondersteuning van familieleden:
– Gastvrije uitstraling: koffie serveren aan familie. We willen gastvrijheid uitstralen, zodat familie zich welkom voelt. Met het aanbieden van een kopje koffie of thee wordt het contact vergemakkelijkt.
– Mentorschap voor familie instellen. Familieleden die al enige tijd in het verpleeghuis komen, kunnen een familielid van een nieuwe bewoner opvangen. Dat familielid geeft informatie en helpt het 'nieuwe' familielid bij het wennen aan de nieuwe situatie.

Verbeteracties gericht op het verhogen van de kwaliteit van leven van de bewoner:
– Een levensboek maken. Familieleden motiveren om een levensboek te maken, want met beeldmateriaal komen belangrijke en vrolijke gebeurtenissen weer boven en die geven gespreksstof.
– Activiteiten aanbieden die familie samen met haar naaste kan doen. Als gesprekken voeren niet meer lukt, is het belangrijk voor familie om te weten hoe ze plezierig en zinvol kan omgaan met haar naaste.

Verbeteracties gericht op de samenwerkingsrelatie tussen zorgverleners en familie:
– De informatiebrochure beoordelen op familievriendelijkheid. In de

brochure moeten handige tips komen voor familie. Naast huishoudelijke tips ook telefoonnummers van hulpverleners die geraadpleegd kunnen worden.
- Informatie en literatuur over dementie verzamelen. Er is behoefte om een leeshoek te maken voor zowel familie als personeel. Ook is er behoefte aan informatie over andere chronische aandoeningen.
- Faciliteiten voor meer privacyplekken bieden.
- De keuken van de ergotherapie beschikbaar stellen voor familie op momenten dat er geen therapie is. Familieleden kunnen in overleg met de zorgcoördinator zelf koken of een maaltijd bestellen.
- Familie betrekken bij het dagelijks leven van de bewoner. Familieleden uitnodigen om naar wens deel te nemen aan de dagelijkse activiteiten. Familie kan aanwezig zijn bij therapieën of meehelpen bij de lichamelijke zorg.

Ik zeg het nog maar eens: van familieleden kun je niet verwachten dat ze uit zichzelf aangeven wat ze van jou verwachten en hoe ze hun eigen rol zien. Het is jouw taak hiernaar te vragen en de familie te helpen haar visie te verwoorden: 'Wat verwacht of wilt u dat we voor u doen?' 'Wilt u dat we u betrekken bij de zorg aan uw naaste en zo ja, hoe wilt u het liefste dat we dat doen?' Het meest cruciale moment is de intake. Bij elke nieuwe intake zul je je uiterste best moeten doen om inzage te krijgen in het wensen- of verwachtingenlijstje van de familie. Bij elke intake komt het er ook op aan om als instelling zo precies en eerlijk mogelijk te vertellen wat je eigen visie is en wat je van het familielid verwacht.

Een manager van een kleinschalig zorgcentrum voor psychogeriatrische cliënten, bestaande uit zeven wooneenheden van telkens zeven bewoners:

*Ik doe zelf altijd het kennismakings- of intakegesprek en ga dan altijd naar de familie toe. Ik kan ze natuurlijk vertellen hoe geweldig mooi onze woonkamers en keukens zijn en hoe goed ons personeel is. Maar dat doe ik niet. Daar komen ze hopelijk wel achter als ze definitief voor ons kiezen. Ik vertel wel over dingen die de familie mogelijk als minpunten ervaart. Het eerste wat ik dan vertel is dat we als klein zorgcentrum geen 24-uurstoezicht kunnen bieden. We hebben maar een en soms twee medewerkers per wooneenheid. Als die ene medewerker een vergadering bijwoont of een bewoner naar de kapper of tandarts brengt, dan is er even niemand in de woonkamer. Ik vind het belangrijk dit van tevoren te vertellen. Mijn ervaring is dat ze dan later niet gaan klagen over het gebrek aan toezicht.*

De manager heeft gelijk. Familieleden zullen zelden mokken als van tevoren precies is verteld waar ze 'ja' tegen zeiden. Zij doen dit echter wel als ze er later achter komen dat hun geen reëel beeld is gegeven van de instelling en de zorg.
Als je de familie in een zo vroeg mogelijk stadium laat weten of je haar ziet als gast, als partner, als werknemer, enzovoorts, loop je uiteraard het risico dat de familie meteen teleurgesteld reageert. Dat is niet erg. In dit stadium kost het de familie meestal de minste moeite om verwachtingen bij te stellen. Wanneer dit laatste niet lukt – iets wat niet vaak zal gebeuren – kan de familie in deze fase, zonder dat iemand eronder lijdt, nog de beslissing nemen af te zien van zorg of eventueel voor een andere zorgaanbieder kiezen. En ook als instelling staat het je vrij om in deze fase de familie te laten weten niet verder te willen: 'Sorry, wij kunnen niet bieden wat u van ons verwacht. Het is zowel voor ons als voor u niet verstandig om verder te gaan.'

## KV als geheugensteun

Ik wil dit boek graag eindigen met een geheugensteuntje waarmee de hoofdboodschap van dit boek kan worden samengevat. Daartoe maak ik eerst een uitstapje naar de klassieke muziek.
Mozart wordt samen met Bach door velen beschouwd als de grootste componist aller tijden. In zijn korte leven – hij werd maar 35 jaar – schiep hij talloze meesterwerken. Zijn ruim zeshonderd werken werden door de Oostenrijkse botanicus en muziekliefhebber Ludwig Köchel later gecatalogiseerd en voorzien van een nummer of getal (van 1 tot 626). De composities van Mozart worden sindsdien aangeduid met een zogenaamd Köchel Verzeichnis, doorgaans aangeduid met de afkorting KV. Welnu, deze afkorting KV kan ook dienstdoen als geheugensteun voor de hoofdboodschap van dit boek.
Als je voortaan Kritiek krijgt, bedenk dan steeds dat hierachter een Verwachting of wens schuilgaat. Bedenk ook dat je veel kritiek kunt voorkomen als je verwachtingen zo veel mogelijk expliciteert. Zo beschouwd hoeft kritiek geen wanklank te zijn, maar kan het – als

je de strategieën in dit boek hanteert – de aanzet zijn tot iets moois. Het kan, bij wijze van spreken, de ouverture zijn van een door jou zelf gecomponeerde, oorstrelende compositie.

## Hoofdpunten ter voorkoming van kritiek

1. Wees je ervan bewust dat er zes verschillende manieren zijn om als zorginstelling en hulpverlener naar de rol van de familie te kijken:
   - als werknemer of hulpbron;
   - als partner of bondgenoot;
   - als toeschouwer of bezoeker;
   - als (mede)zorgvrager;
   - als autonoom persoon;
   - als werkgever.
2. Wees je ervan bewust dat de familie zichzelf niet altijd de rol toekent die je als zorginstelling of hulpverlener van haar verwacht.
3. Doe je best om wederzijdse verwachtingen op elkaar af te stemmen.
4. Werk hier permanent aan. Verwachtingen kunnen immers in de loop der tijd veranderen.
5. Formuleer als instelling een visie op de rol van de familie en communiceer deze zowel binnen de instelling als naar de familie.

# Geraadpleegde en geciteerde literatuur

Berckhan, Barbara (1999). *Die etwas intelligentere Art sich gegen dumme Sprüche zu wehren.* München: Kösel Verlag.
Boerwinkel, Feitze (1969). *Inclusief denken. Een andere tijd vraagt een ander denken.* Amersfoort: Stichting Werkgroep 2000.
Buijssen, Huub en Marian Adriaanse (2005). *Hulpverlening aan mantelzorgers.* Amsterdam: Boom.
Bulness, Miquel (2003). *Zorg.* Amsterdam: Prometheus.
Burns, David (1990). *The feeling good book.* New York: Plume Book.
Canfield, Jack, Mark Victor Hansen, Maida Rogerson, Martin Rutte en Tim Clauss (1999). *Balsem voor de werkende ziel. Vrolijke, hartverwarmende en inspirerende verhalen over de werkplek.* Baarn: De Boekerij.
Coetzee, J.M. (2005). *De langzame man.* Amsterdam: Cossee. Vertaling: Peter Bergsma.
Dijkstra, A. (2004). De intramurale instelling. In: K. Knipscheer (red.), *Dilemma's in de mantelzorg.* Utrecht: NIZW/Lemma.
Driel, Mark van, Marije Randewijk (2008). Nooit te groot om klein te zijn.' *De Volkskrant*, 24 december 2008.
Emous, K. (2005). *De loden mantel. Zorg en verzorging in Nederland.* Amsterdam: Mets en Schilt.
Expertisecentrum voor informele zorg (2007). *Samenspel in zorg.* Utrecht: EIZ.
Flanagan, Neil, Jarvis Finger (2003). *The management bible.* Brisbane: Plum Press.
Gawande, Atul (2002). *Complicaties. Notities van een chirurg.* Amsterdam: De Arbeiderspers. Vertaling: Ton Heuvelmans.
Geelen, Ronald (2009). *Dementie: verhalen en goede raad.* Houten: Bohn Stafleu van Loghum.
Jacobs, Dale, Renee Gordon Jacobs (2005). *Het blijft toch je kind!* Houten: Unieboek. Vertaling: Heleen Schneiders.
Kiene, Aimée (2008). Een onbegrijpelijke drang. *De Volkskrant*, 30 juli 2008.
Klingeman, Connie, Carolien Nijhuis en Jacomine de Lange (2007). *Partners in de zorg.* Hogeschool Rotterdam.
Kortooms, Toon (1988). *Zij die van wijken weten. Regionale Kruisvereniging Peelland en Helmond.* Bloemendaal: Gottmer.
Nolan, M., E. Lundh, G. Grant en J. Keady (2003). *Partnership in family care. Understanding the caregiving career.* Maidenheath: Open University Press.

Offermans, Cyrille (2006). *Waarom ik moet liegen tegen mijn demente moeder.* Amsterdam: Cossee.
Standby (2004). Iedereen tevreden. Mantelzorg eindigt niet met opname in een verzorgingstehuis. *Personeelsblad Standby.*
Tolstoj, Leo (1965). De Kreutzersonate. *De Kreutzersonate en andere verhalen.* Amsterdam: G.A Van Oorschot. Vertaling: Hans Leerink.
Trappenburg, Margo (2008). Het verpleeghuis en de familie. NRC, 18 januari 2008.
Trommelen, Jeroen en Ellen de Visser (2008). Tevredenheid klant zegt weinig over kwaliteit verpleeghuis. *De Volkskrant,* 29 december 2008.
Twigg, J. en K. Atkin (1994). *Carers perceived. Policy and practice in informal care.* Philadelphia: Open University Press.
Ury, William (1988). *Getting past no.* New York: Random House.
WVC (1983). *Nota Eerstelijnszorg.* Leidschendam: ministerie van Welzijn, Volksgezondheid en Cultuur.
Wolkers, Jan (1965). *Terug naar Oegstgeest.* Amsterdam Meulenhoff.
Yourcenar, Marguerite (1988). *Herinneringen van Hadrianus.* Amsterdam: Athenaeum-Polak & Van Gennep. Vertaling: Jenny Tuin.

# Verantwoording

Mijn bron van de ontwapeningsstrategie 'De ander op een bepaald punt gelijk geven' is The feeling good book van David Burns (1990). Bij de beschrijving van deze strategie heb ik me ook door dit boek laten inspireren. De schrijfstijl van dit boek, met name de lezer vragen stellen en laten meedenken, diende voor mij überhaupt als voorbeeld.

De techniek 'Psychisch schild' (hoofdstuk 12) is gebaseerd op het boek Die etwas intelligentere Art sich gegen dumme Sprüche zu wehren van Barbara Berckhan (1999).

De beschrijving van de verwachtingspatronen van hulpverleners (in hoofdstuk 13) is deels ontleend aan het boek Hulpverlening aan mantelzorgers. Een leerboek voor verpleegkundigen (2005), dat ik schreef samen met Marian Adriaense.

Tenslotte, veel van de tips in de paragraaf 'Werken aan dezelfde visie' in het laatste hoofdstuk zijn ontleend aan Samenspel in de zorg van het Expertisecentrum voor Informele Zorg (2007).

## Over de auteur

Huub Buijssen (1953) is psychogerontoloog, gezondheidszorgpsycholoog en klinisch psycholoog. Hij schreef/redigeerde 38 boeken. De bekendste zijn: *Dementie. Een praktische handreiking voor de omgang met Alzheimerpatiënten* (1991, derde herziene editie), *Traumatische ervaringen van verpleegkundigen. Als je beroep een nachtmerrie wordt* (2003, derde herziene editie, 8e druk), *De heldere eenvoud van dementie. Een gids voor familieleden* (2006, tweede editie, 11e druk), *Psychologische hulpverlening aan ouderen. Diagnostiek, therapie en preventie* (deel 1 Psychosociale problematiek, 2008, vijfde herziene editie; deel 2 Psychiatrische problematiek, 2003, derde herziene editie), *De beleving van dementie* (2007, 3e druk) en de brochure *De klap te boven* (1997 en 2002), waarvan 125.000 exemplaren werden verkocht. Zes van zijn boeken werden in het Duits vertaald. *Traumatische ervaringen van verpleegkundigen* en *De heldere eenvoud van dementie* verschenen daarnaast nog in drie andere vertalingen (waaronder de Engelse).

Huub Buijssen is directeur van cursusbureau Buijssen Training en Educatie dat gespecialiseerd is in traumaopvang in de zorg, omgaan met kritiek van de familie, agressie, en 'de zeven stappen van effectieve gesprekken'.

Voor informatie over trainingen: www.traumaopvang.com, huub@buijssen.com of 013-580 24 40.

# Korte verklarende woordenlijst voor Vlaamse lezers

| Nederlands | Vlaams |
|---|---|
| aanwezigheidsdienst | permanentie |
| bezigheidstherapeut | animator of ergotherapeut |
| bladmuziek | een partituur |
| Centraal Indicatiesysteem Zorg (CIZ) | kent geen Vlaams equivalent omdat in België vrije artsenkeuze bestaat |
| fysiotherapeut | kinesist |
| ggz-instelling | psychiatrisch ziekenhuis |
| ik krijg bonje | ik krijg zever |
| kno-arts | nko-arts |
| maakt stampij | maakt herrie |
| mammogram | mammografie |
| persoonsgebonden budget (pgb) | persoonlijk assistentiebudget (in Vlaanderen alleen voor ondersteuning thuiszorg) |
| spoedeisende hulp (SEH) | spoedgevallendienst |
| veralgemeniseren | veralgemenen |
| verpleeghuis | rusthuis ROB (rustoord voor bejaarden) of woon- en zorgcentrum |
| verzorgingstehuis | rusthuis RVT (rust- en verzorgingstehuis) of woon en zorgcentrum |
| waarnemend huisarts | dokter van wacht |
| wijkverpleegkundige | thuisverpleegkundige |

GPSR Compliance
The European Union's (EU) General Product Safety Regulation (GPSR) is a set of rules that requires consumer products to be safe and our obligations to ensure this.

If you have any concerns about our products, you can contact us on

ProductSafety@springernature.com

In case Publisher is established outside the EU, the EU authorized representative is:

Springer Nature Customer Service Center GmbH
Europaplatz 3
69115 Heidelberg, Germany